Il Libro di Cucina Vegana per gli Atleti

Facile e veloce

Una guida semplice per ottenere un corpo sano e forte, aumentare le tue prestazioni ed il volume dei tuoi muscoli. Ricette vegane deliziose a base di piante e cibi speciali

Vegan Cookbook For Athletes

Quick And Easy

(Italian Edition)

MICHAEL BEAN

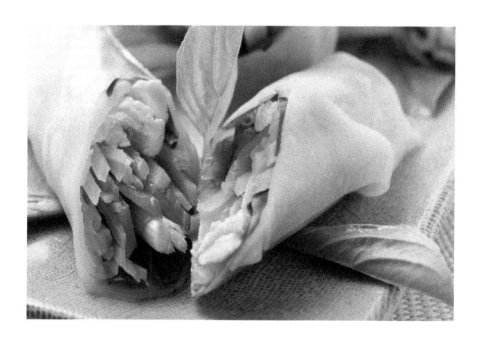

Indice

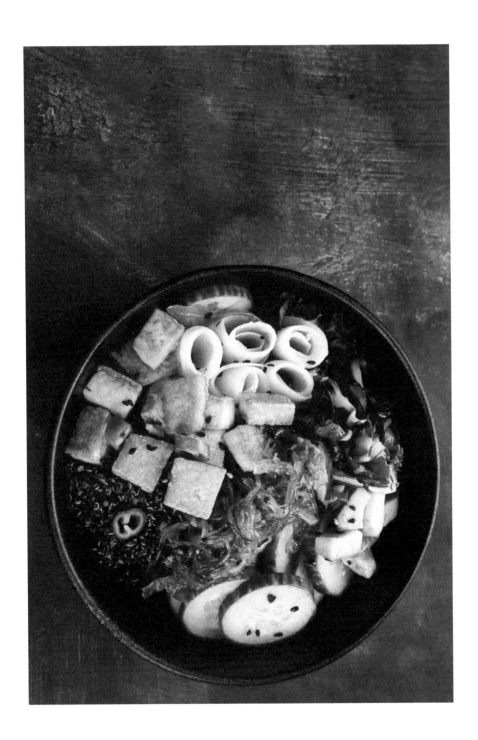

Il seguente libro è riprodotto di seguito con l'obiettivo di fornire informazioni che siano il più accurate e affidabili possibile. Indipendentemente da ciò, l'acquisto di questo libro può essere visto come un consenso al fatto che sia l'editore che l'autore di questo libro non sono in alcun modo esperti sugli argomenti discussi all'interno e che qualsiasi raccomandazione o suggerimento che viene fatto qui è solo per scopi di intrattenimento. I professionisti dovrebbero essere consultati, se necessario, prima di intraprendere qualsiasi azione qui sostenuta.

Questa dichiarazione è considerata giusta e valida sia dall'American Bar Association che dal Comitato dell'Associazione degli Editori ed è legalmente vincolante in tutti gli Stati Uniti.

Inoltre, la trasmissione, la duplicazione o la riproduzione di una qualsiasi delle seguenti opere, comprese le informazioni specifiche, sarà considerata un atto illegale, indipendentemente dal fatto che sia fatto elettronicamente o in stampa. Ciò si estende alla creazione di una copia secondaria o terziaria dell'opera o di una copia registrata ed è consentito solo con l'espresso consenso scritto dell'Editore. Tutti i diritti aggiuntivi sono riservati.

Le informazioni contenute nelle pagine seguenti sono ampiamente considerate un resoconto veritiero e accurato dei fatti e come tali, qualsiasi disattenzione, uso o abuso delle informazioni in questione da parte del lettore renderà qualsiasi azione risultante esclusivamente sotto la loro responsabilità. Non ci sono scenari in cui l'editore o l'autore originale di questo lavoro possano essere in alcun modo ritenuti responsabili per qualsiasi difficoltà o danno che possa accadere dopo aver intrapreso le informazioni qui descritte.

Inoltre, le informazioni contenute nelle pagine seguenti sono intese solo a scopo informativo e devono quindi essere considerate come universali. Come si addice alla sua natura, sono presentate senza garanzia della loro validità prolungata o della loro qualità provvisoria. I marchi di fabbrica che sono menzionati sono fatti senza consenso scritto e non possono in alcun modo essere considerati un'approvazione da parte del titolare del marchio.

Introduzione

Le persone stanno facendo del loro meglio per cambiare il loro stile di vita consumistico, ed un modo sano e saggio per cambiare è diventare vegani. Il veganesimo non è solo una scelta etica per la vita degli animali; è anche una scelta eco-friendly. Il nostro pianeta sta morendo rapidamente, e ci vorrà molto sforzo per ridurne i danni. Ma, come si dice, ogni piccolo passo aiuta, quindi puoi fare la tua parte passando al veganesimo. L'industria della carne, o allevamento, come viene chiamata, ha un enorme impatto negativo sull'ambiente. Contribuisce a circa il 18% dei gas serra, che è una percentuale enorme. Diventare vegani può sicuramente aiutare ad alleggerire questo peso e ad accelerare la nostra crescita verso la gestione delle risorse naturali.

Non è solo per questo motivo che la gente passa ad uno stile di vita vegano. Numerosi sono i benefici della dieta vegana. Esiste una forte idea sbagliata che la dieta vegana manchi di proteine sostanziali, e quindi non è ideale per gli atleti ed i bodybuilder. Beh, in tutta onestà, non è altro che un malinteso. Gli atleti possono passare ad una dieta vegana; hanno solo bisogno di identificare sostituti di pasti più sani per le proteine animali, e ci sono un sacco di opzioni.

Gli alimenti vegetali offrono una vasta gamma di vantaggi rispetto agli alimenti animali. Sono scientificamente raccomandati per una vita sana in quanto promuovono il benessere di una persona. Mangiando cibi vegetali, una persona è in grado di ridurre il rischio di alcune malattie ed evitare i problemi associati al sovrappeso/obesità.

Gli alimenti vegetali sono vantaggiosi per il loro basso livello di grassi e calorie. Sono anche densi di proteine. Le proteine sono eccellenti per aiutare una persona a controllare il peso, poiché impediscono l'aumento del grasso corporeo. Consumando proteine vegetali, una persona produce più ormoni che limitano il peso. Le proteine aiutano anche a ridurre il peso riducendo la sensazione di fame e allo stesso tempo aumentando il tasso metabolico del corpo.

Comprendere la dieta vegana

Il veganesimo non è solo un'altra dieta nuova o una moda passeggera. Le diete a base vegetale e senza prodotti animali esistono da secoli. Anche il termine "vegano" è in circolazione da decenni. Negli anni '40, diversi membri dell'allora quasi centenaria Vegetarian Society inglese, si separarono per formare una propria organizzazione che si concentrava su una dieta strettamente vegetale che evitava tutti gli alimenti di origine animale. Questi rigorosi vegetariani scelsero il nome "vegano" perché, come disse uno dei membri fondatori della prima Vegan Society, Donald Watson, "il veganesimo inizia con il vegetarismo e lo porta alla sua logica conclusione".

Una dieta vegana può essere definita come una dieta "vegetariana totale", vale a dire una dieta che è interamente basata sulle piante, omettendo tutti i prodotti animali, compresi carne, uova, latticini, miele, gelatina e altri prodotti che provengono da animali. I vegani si nutrono con una dieta a base vegetale di verdure, cereali, legumi, frutta, noci e semi.

Il veganesimo, tuttavia, è molto più di una dieta. È uno stile di vita. Coloro che scelgono uno stile di vita vegano, non solo mangiano cibi a base vegetale, ma scelgono anche di non acquistare prodotti in pelle, lana, seta e piuma, compresi i cosmetici e i saponi che contengono prodotti animali o sono testati su animali.

Perché mangiamo vegano

Mentre ci sono molte ragioni per cui le persone scelgono il veganesimo - allergie, preoccupazioni specifiche per la salute e preferenze personali, tra le altre - una delle principali spinte è il desiderio di uno stile di vita "cruelty-free" che evita lo sfruttamento degli animali e cerca di creare una società più umana. Scegliere di mangiare solo cibi vegetali è un modo decisivo per ridurre la sofferenza degli animali. E se la tua decisione di diventare vegano influenza altri a fare lo stesso, l'effetto è esponenziale.

Essere vegani aiuta anche l'ambiente, dato che allevare animali per il cibo richiede risorse vitali come il cibo e l'acqua, ed in molti casi, gli alberi devono essere rasi al suolo per fare spazio agli allevamenti. I rifiuti animali contaminano anche il suolo, l'aria e l'acqua. Il danno fatto all'ambiente dall'industria della carne è così grande che la Union of Concerned Scientists considera il consumo di carne come uno dei maggiori pericoli ambientali che affrontiamo oggi, secondo solo alla nostra dipendenza dai veicoli a combustibile fossile.

Un'altra ragione popolare per adottare una dieta vegana è la buona salute. Una dieta vegana ben bilanciata può essere estremamente salutare poiché include molta frutta, verdura, cereali integrali, noci e semi, rendendola ricca di vitamine, antiossidanti e fibre.

Inoltre, mangiando solo cibi vegetali, si elimina automaticamente il colesterolo e i malsani grassi saturi. Aderire a una dieta vegana ben bilanciata può diminuire il rischio di sviluppare molte malattie, tra cui il diabete, le malattie cardiache, l'ictus e alcuni tipi di cancro.

I vegani tendono ad essere più magri e più in forma delle loro controparti che mangiano carne e/o latticini. Basta guardare tutte le celebrità glamour che hanno scelto questo stile di vita: Ellen DeGeneres, Shania Twain, Casey Affleck, Tobey Maguire, Alicia Silverstone, Kristen Bell, Alyssa Milano, Joss Stone, Anne Hathaway, Michelle Pfeiffer e Carrie Underwood, per citarne alcune.

Infine, mangiare una dieta a base vegetale è economico. La dieta è incentrata su cereali integrali, legumi, frutta, verdura, noci e semi, che sono generalmente molto meno costosi della carne o dei latticini, soprattutto se acquistati in stagione.

Linee guida e regole per mangiare vegano

Una dieta vegana può essere un modo molto sano di mangiare, a patto che sia ben bilanciata per garantire che tu stia ricevendo il giusto mix di nutrienti. Poiché il veganesimo elimina tutti gli alimenti di origine animale, può essere un po' difficile soddisfare il fabbisogno giornaliero di alcuni nutrienti che si trovano principalmente nei prodotti animali, come la vitamina B12, la vitamina D, il calcio, il ferro, lo iodio, gli acidi grassi omega 3, lo zinco e anche le proteine.

Tuttavia ne vale la pena, in termini di salute fisica, mentale, ambientale ed economica.

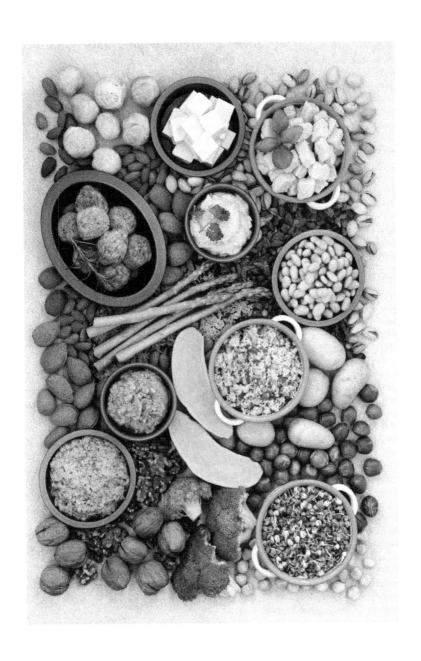

Effetti degli alimenti vegani sugli atleti

Gli atleti al giorno d'oggi stanno correndo verso il veganesimo perché conoscono i suoi benefici. Alcuni di questi benefici includono:

Mantiene il cuore sano

Anche gli atleti devono mantenere il cuore sano. L'esercizio fisico durante il giorno diminuisce molte malattie, ma alcune persistono. Uno studio ha mostrato che quasi la metà dei corridori e dei ciclisti sviluppa malattie cardiache ed occlusioni coronariche. Le occlusioni coronariche sono causate dall'accumulo di grasso nelle arterie. Quando gli atleti si convertono al veganesimo, si riducono significativamente le possibilità di malattie cardiache. Questo aumenta la loro motilità e la qualità della vita. Assumendo grassi buoni sotto forma di avocado e semi, si abbassa il livello dei grassi cattivi che causano occlusioni coronariche e malattie cardiache.

Riduce l'intensità del dolore

Quando si fa un allenamento intenso, i muscoli sviluppano acido lattico e passano attraverso il processo di infiammazione, che causa molto dolore. Se un atleta si converte al veganesimo, sperimenta meno dolore e un migliore recupero dall'esercizio. Questo è dovuto agli effetti antinfiammatori degli alimenti a base vegetale. Numerosi studi sono stati fatti per dimostrare gli effetti antinfiammatori della dieta vegana. È stato anche dimostrato che il consumo di carne e l'alto livello di colesterolo contribuiscono alla reazione infiammatoria. Per un atleta, un recupero rapido da un esercizio può significare molti progressi.

Migliora l'ossigenazione in tutto il corpo

Durante l'esercizio, il sangue deve fornire energia e ossigeno adeguati a tutte le parti del corpo, compresi i muscoli. Quando si consuma carne rossa e colesterolo alto sotto forma di grasso animale, il colesterolo nel sangue, e il livello di grasso va in alto. Questo fa sì che il sangue si addensi e diventi difficile da pompare. Questo causa anche molto stress per il cuore. Convertendosi al veganesimo, la persona può fornire un'adeguata circolazione di ossigeno intorno al corpo abbassando i livelli di colesterolo e di grasso.

Fa funzionare meglio le arterie

Quando si consumano carne e pasti ad alto contenuto di colesterolo, si è visto che la funzione delle arterie è compromessa per diverse ore anche dopo un pasto. Quando si consumano cibi vegetali, la funzione delle arterie diventa migliore. Il sangue scorre facilmente perché le arterie sono più flessibili e il diametro più ampio. La flessibilità delle arterie è collegata agli alimenti a base vegetale, quindi mangiare più piante renderà le vostre arterie più flessibili e il flusso del sangue più fluido.

Fornisce al corpo antiossidanti

Uno dei risultati più promettenti della dieta vegana negli atleti è la loro capacità di recuperare rapidamente e sentirsi meno affaticati. Questo è possibile grazie agli alimenti a base vegetale che sostituiscono il colesterolo e i grassi di origine animale. Durante l'esercizio, il corpo rilascia molti radicali liberi, che sono motivo di preoccupazione. Si muovono liberamente e danneggiano le strutture circostanti. Gli antiossidanti neutralizzano questi radicali liberi e impediscono loro di fare danni.

Aumenta la resistenza degli atleti

Quando si consuma cibo di origine animale, il livello di grasso corporeo tende ad aumentare. Quando una persona si converte al veganesimo, i livelli di grasso corporeo cominciano ad abbassarsi. Questo porta ad una maggiore capacità di trasportare ossigeno. In uno studio, è stato dimostrato che le persone che seguono una dieta vegana hanno un livello di VO2 più alto, il che significa che possono utilizzare l'ossigeno durante l'esercizio e aumentare la loro resistenza.

Colazione

Frullato di mele Vegan

Porzioni: 4
Valori Nutrizionali:
211.7 Cal; 6.2 g di grassi; 1.23 g di grassi saturi; 23.6 g di carboidrati; 5.3 g di fibre; 8.3 g di zuccheri; 15.7 g di proteine;
Tempo di preparazione: 5 minuti
Tempo di cottura: 0 minuti
Ingredienti:
60 gr di fiocchi d'avena
4 mele, con torsolo, tagliate a dadini
4 cucchiai di semi di chia
1 cucchiaino di stevia
4 misurini di proteine in polvere alla vaniglia, vegan
1 cucchiaino di noce moscata macinata
1 cucchiaino di cannella macinata
500 g di yogurt al cocco
4 tazze di latte di mandorla, non zuccherato
Indicazioni:
Aggiungere tutti gli ingredienti nell'ordine in un robot da cucina o in un frullatore e poi pulsare per 1 o 2 minuti fino ad amalgamarli.
Distribuire il frullato tra i bicchieri e poi servire.

Burro di arachidi al cioccolato e frullato verde

Porzioni: 2
Valori nutrizionali:
298 Cal; 7,6 g di grassi; 1 g di grassi saturi; 56 g di carboidrati; 10 g di fibre; 30 g di zuccheri; 9 g di proteine;
Tempo di preparazione: 5 minuti
Tempo di cottura: 0 minuti
Ingredienti:
3 datteri Medjool snocciolati
2 tazze di spinaci congelati
2 cucchiai di avena, vecchio stile
1 banana congelata
2 tazze di cavoli congelati
1 cucchiaio di cacao in polvere, non zuccherato
1 cucchiaio di burro di arachidi
1 ½ tazze di latte di mandorla alla vaniglia, non zuccherato
Indicazioni:
Aggiungere tutti gli ingredienti nell'ordine in un robot da cucina o in un frullatore e poi pulsare per 1 o 2 minuti fino ad amalgamarli.
Distribuire il frullato tra i bicchieri e poi servire.

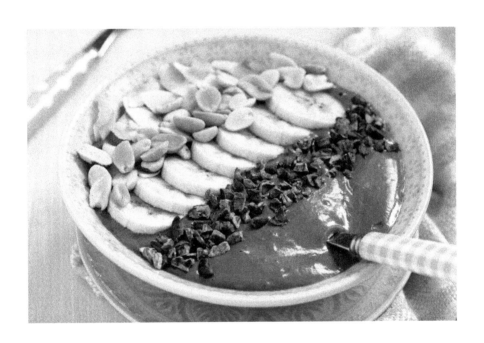

Frullato proteico di lino e spinaci

Porzioni: 2

Valori nutrizionali:

257.5 Cal; 6 g di grassi; 0.1 g di grassi saturi; 36.7 g di carboidrati; 8.1 g di fibre; 17.2 g di zuccheri; 14.2 g di proteine;

Tempo di preparazione: 5 minuti

Tempo di cottura: 0 minuti

Ingredienti:

2 tazze di spinaci baby

½ tazza di pezzi di mango congelati

2 cucchiai di semi di chia

½ tazza di ananas congelato

2 cucchiai di farina di lino

1 banana, sbucciata

2 misurini di proteine in polvere alla vaniglia

2 tazze di latte di mandorla, non zuccherato

Indicazioni:

Aggiungere tutti gli ingredienti nell'ordine in un robot da cucina o in un frullatore, mescolarli per 1 o 2 minuti fino ad amalgamarli.

Distribuire il frullato tra i bicchieri e poi servire.

Frullato proteico al cioccolato

Porzioni: 2
Valori nutrizionali:
396 Cal; 11 g di grassi; 1 g di grassi saturi; 68 g di carboidrati; 15 g di fibre; 28 g di zuccheri; 14 g di proteine;
Tempo di preparazione: 5 minuti
Tempo di cottura: 0 minuti
Ingredienti:
8 banane congelate, tagliate a fette
4 cucchiai di semi di chia
1 tazza di farina di arachidi
4 tazze di latte di mandorla al cioccolato, non zuccherato
Indicazioni:
Aggiungere tutti gli ingredienti nell'ordine in un robot da cucina o in un frullatore e poi pulsare per 1 o 2 minuti fino ad amalgamarli.
Distribuire il frullato tra i bicchieri e poi servire.

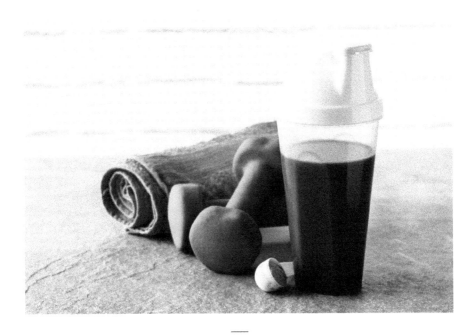

Frullato di fragola e cocco

Porzioni: 2
Valori nutrizionali:
270 Cal; 7 g di grassi; 2 g di grassi saturi; 31 g di carboidrati; 8 g di fibre; 22 g di zuccheri; 21 g di proteine;
Tempo di preparazione: 5 minuti
Tempo di cottura: 0 minuti
Ingredienti:
2 tazze di fragole congelate
2 cucchiaini di semi di lino macinati
1/2 tazza di proteine in polvere alla vaniglia
4 cucchiaini di miele
2 cucchiaini di estratto di vaniglia, non zuccherato
2 tazze di latte di cocco, non zuccherato
Indicazioni:
Aggiungere tutti gli ingredienti nell'ordine in un robot da cucina o in un frullatore e poi pulsare per 1 o 2 minuti fino ad amalgamarli.
Distribuire il frullato tra i bicchieri e poi servire.

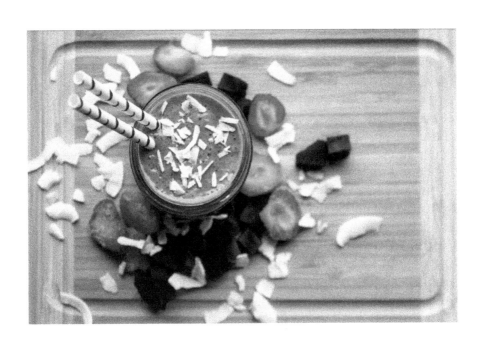

Ciotola di frullato proteico alla banana

Porzioni: 2
Valori nutrizionali:
272 Cal; 4 g di grassi; 1 g di grassi saturi; 45 g di carboidrati; 7,2 g di fibre; 26,6 g di zuccheri; 20 g di proteine;
Tempo di preparazione: 5 minuti
Tempo di cottura: 0 minuti
Ingredienti:
Per la ciotola:
2 grandi banane congelate
2 tazze di spinaci
2 pacchetti di caffè istantaneo
2 misurini di proteine in polvere alla vaniglia
2 tazze di latte di mandorla al cioccolato
½ tazza di cubetti di ghiaccio
Guarnire con:
1 banana, sbucciata, affettata
2 cucchiai di semi di chia
2 cucchiai di burro di mandorle
½ tazza di fragole affettate
2 cucchiai di cocco tritato, non zuccherato
2 cucchiai di mandorle tostate
Valori nutrizionali:
Aggiungete tutti gli ingredienti per la ciotola nell'ordine in un robot da cucina o in un frullatore e poi pulsate per 1 o 2 minuti fino a quando sono mescolati.
Distribuire il frullato tra le ciotole, poi coprire uniformemente con fette di banana, semi di chia, burro di mandorle, fragole, cocco e mandorle e poi servire.

Frullato proteico al cioccolato verde

Porzioni: 4
Valori nutrizionali:
290 Cal; 3 g di grassi; 1 g di grassi saturi; 37 g di carboidrati; 9 g di fibre; 23 g di zuccheri; 34 g di proteine;
Tempo di preparazione: 5 minuti
Tempo di cottura: 0 minuti
Ingredienti:
3 grandi datteri Medjool, snocciolati
1 grande banana congelata
1 tazza di cavolo biologico congelato
2 cucchiai di avocado tritato
2 cucchiai di cacao in polvere, non zuccherato
2 cucchiai di semi di canapa, mondati
1/8 di cucchiaino di cannella
1 1/2 tazze di latte di mandorla, non zuccherato
½ tazza di cubetti di ghiaccio
Indicazioni:
Aggiungere tutti gli ingredienti nell'ordine in un robot da cucina o in un frullatore e poi pulsare per 1 o 2 minuti fino ad amalgamarli.
Distribuire il frullato tra i bicchieri e poi servire.

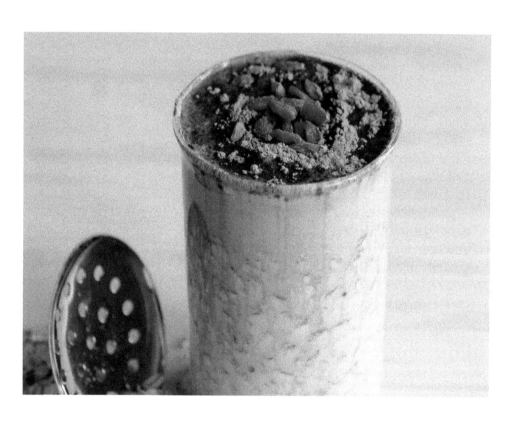

Frullato di cioccolato e fagioli neri

Porzioni: 4

Valori nutrizionali:

226 Cal; 5,5 g di grassi; 0,5 g di grassi saturi; 38,5 g di carboidrati; 9 g di fibre; 16 g di zuccheri; 9,5 g di proteine;

Tempo di preparazione: 5 minuti

Tempo di cottura: 0 minuti

Ingredienti:

1 tazza di fagioli neri cotti

2 banane congelate

4 datteri Medjool snocciolati

2 tazze di cavolfiore congelato

2 cucchiaini di cannella macinata

2 cucchiai di semi di canapa

2 cucchiai di cacao in polvere, non zuccherato

2 tazze di latte di mandorla, non zuccherato

Indicazioni:

Aggiungere tutti gli ingredienti nell'ordine in un robot da cucina o in un frullatore e poi pulsare per 1 o 2 minuti fino ad amalgamarli.

Distribuire il frullato tra i bicchieri e poi servire.

Super ciotola di frullato verde

Porzioni: 2
Valori nutrizionali:
310 Cal; 15.6 g di grassi; 1.9 g di grassi saturi; 41.5 g di carboidrati; 9.5 g di fibre; 19 g di zuccheri; 7.9 g di proteine;
Tempo di preparazione: 5 minuti
Tempo di cottura: 0 minuti
Ingredienti:
Per la ciotola:
1 tazza di bacche miste congelate
1/4 di un avocado medio
1 cucchiaio di farina di semi di lino
2 banane congelate
2 tazze di spinaci
4 cucchiai di burro di arachidi
1 tazza di cavolo riccio
2 tazze di latte di mandorla, non zuccherato
Guarnire con:
2 cucchiai di semi di canapa
2 cucchiai di semi di girasole
2 cucchiai di cocco tritato, non zuccherato
¼ di tazza di bacche affettate
Indicazioni:
Aggiungete tutti gli ingredienti per la ciotola nell'ordine in un robot da cucina o in un frullatore per 1 o 2 minuti fino a quando sono mescolati.
Distribuire il frullato tra le ciotole, poi coprire uniformemente con semi di canapa, semi di girasole, cocco e bacche e poi servire.

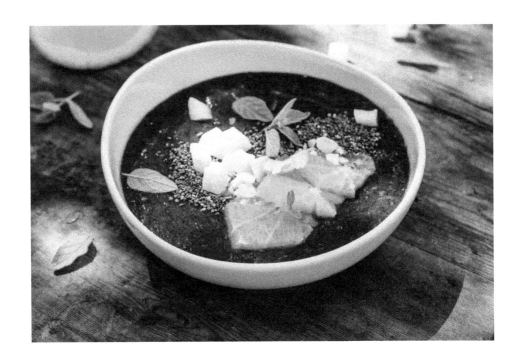

Ciotola per la colazione con ceci strapazzati

Porzioni: 2
Valori nutrizionali:
457.5 Cal; 16.3 g di grassi; 26.8 g di grassi saturi; 123.5 g di carboidrati; 39.2 g di fibre; 22.6 g di zuccheri; 32 g di proteine;
Tempo di preparazione: 5 minuti
Tempo di cottura: 12 minuti
Ingredienti:
Per i ceci strapazzati:
1/4 di una cipolla bianca media, sbucciata, tagliata a dadini
12 once di ceci cotti
1/2 cucchiaino di pepe nero macinato
1/2 cucchiaino di sale
1/2 cucchiaino di curcuma macinata
1 cucchiaino di aglio tritato
1 cucchiaino di olio d'oliva
Per la ciotola della colazione:
1 avocado medio, snocciolato, sbucciato e tagliato a dadini
1 tazza di verdure miste
4 cucchiai di coriandolo tritato
4 cucchiai di prezzemolo tritato
Indicazioni:
Preparare la strapazzata di ceci e per questo, prendere una grande ciotola, aggiungere i ceci in essa, irrorare con un po' d'acqua e schiacciare con una forchetta fino a quando non si rompe.

Aggiungere il pepe nero, il sale e la curcuma nei ceci, e poi mescolare fino a quando non sono combinati.

Prendere una padella media, metterla a fuoco medio, aggiungere l'olio e quando è caldo, aggiungere la cipolla e cuocere per 5 minuti fino a quando si ammorbidisce.

Mescolare l'aglio, continuare la cottura per 1 minuto fino a quando è fragrante e dorato, aggiungere i ceci schiacciati, mescolare bene e cuocere per 5 minuti o fino al soffritto.

Assemblare le ciotole e per questo, distribuire uniformemente i verdi misti tra le ciotole, coprire con i ceci cotti strapazzati, e poi coprire con prezzemolo e cilantro e fette di avocado.

Servire subito.

Insalata di cereali a colazione

Porzioni: 6
Valori nutrizionali:
353 Cal; 20.1 g di grassi; 2.5 g di grassi saturi; 38 g di carboidrati; 5.5 g di fibre; 12.6 g di zuccheri; 9.3 g di proteine;
Tempo di preparazione: 40 minuti
Tempo di cottura: 25 minuti
Ingredienti:
1 tazza di quinoa dorata
2 tazze di bacche miste
1/2 tazza di miglio
1 tazza di avena, tagliata in acciaio
1 pollice pezzo di zenzero, sbucciato, tagliato a monete
2 limoni, sbucciati, spremuti
¾ di cucchiaino di sale
1/2 tazza di sciroppo d'acero
1/4 di cucchiaino di noce moscata
2 tazze di nocciole, tritate, tostate
3 cucchiai di olio d'oliva, divisi
½ tazza di acqua
1 tazza di yogurt di soia
Indicazioni:
Prendere una casseruola media, circa 3 quarti, metterla su fuoco medio-alto, aggiungere 1 cucchiaio di olio e quando è caldo, aggiungere quinoa, miglio e avena, mescolare bene e cuocere per 3 minuti fino a quando fragrante e tostato.
Aggiungere lo zenzero, la scorza di 1 limone, il sale e l'acqua, mescolare fino ad amalgamare e portare il composto ad ebollizione.
Poi, cambiare il calore a livello medio, far sobbollire per 20 minuti, poi togliere la padella dal fuoco, coprirla con il coperchio e lasciarla riposare per 5 minuti.
Dopo 5 minuti, spremete i chicchi con una forchetta, togliete lo zenzero, trasferite i chicchi su una grande teglia, distribuiteli uniformemente e fateli raffreddare per 30 minuti.
Poi prendete una grande ciotola, trasferitevi i grani raffreddati, aggiungete la scorza del secondo limone e mescolate fino a mescolarli.

Prendete una ciotola media, aggiungete il succo di limone e l'olio rimanente e poi sbattete fino ad emulsionare.

Aggiungere la noce moscata, lo sciroppo d'acero e lo yogurt, frullare fino a combinare, poi versare questa miscela nei grani e mescolare bene fino a ricoprirli.

Aggiungere i mirtilli e le noci, mescolare fino ad amalgamare, assaggiare per regolare il condimento e poi servire.

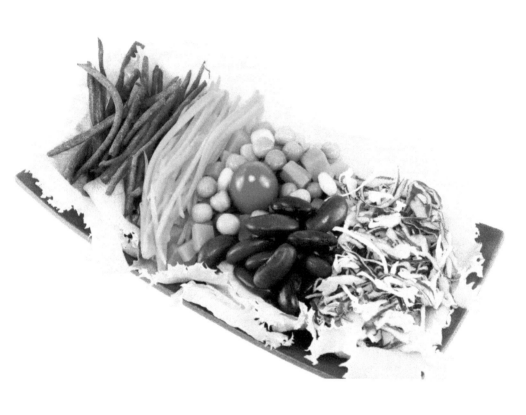

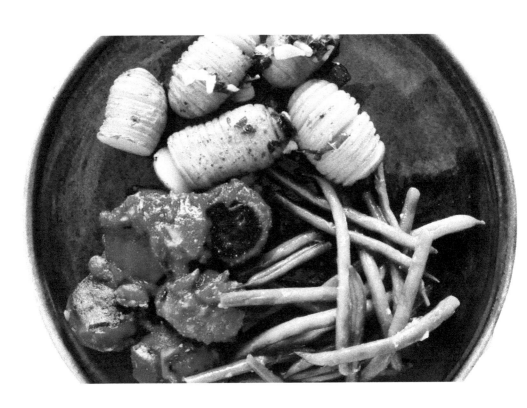

Ricette per il pranzo

Incredibile piatto di patate

Tempo di preparazione: 10 minuti
Tempo di cottura: 3 ore
Porzioni: 4
Ingredienti:
1 chilo e mezzo di patate, sbucciate e tagliate grossolanamente
1 cucchiaio di olio d'oliva
3 cucchiai di acqua
1 piccola cipolla gialla, tritata
½ tazza di dado vegetale, sbriciolato
½ cucchiaino di coriandolo, macinato
½ cucchiaino di cumino, macinato
½ cucchiaino di garam masala
½ cucchiaino di peperoncino in polvere
Pepe nero a piacere
250 g di spinaci, strappati grossolanamente
Indicazioni:
Mettete le patate nella vostra pentola a fuoco lento.
Aggiungere olio, acqua, cipolla, dado, coriandolo, cumino, garam masala, peperoncino in polvere, pepe nero e spinaci.
Mescolare, coprire e cuocere per 3 ore.
Dividere in ciotole e servire.
Buon divertimento!
Valori nutrizionali:
calorie 270, grassi 4, fibre 6, carboidrati 8, proteine 12

Pizza incredibilmente gustosa

Tempo di preparazione: 1 ora e 10 minuti
Tempo di cottura: 1 ora e 45 minuti
Porzioni: 3
Ingredienti:
Per l'impasto:
½ cucchiaino di condimento italiano
1 tazza e ½ di farina integrale
1 cucchiaino e mezzo di lievito istantaneo
1 cucchiaio di olio d'oliva
Un pizzico di sale
½ tazza di acqua calda
Per la salsa:
¼ di tazza di olive verdi, snocciolate e affettate
¼ di tazza di olive kalamata, snocciolate e affettate
½ tazza di pomodori, schiacciati
1 cucchiaio di prezzemolo tritato
1 cucchiaio di capperi, sciacquati
¼ di cucchiaino di aglio in polvere
¼ di cucchiaino di basilico secco
¼ di cucchiaino di origano secco
¼ di cucchiaino di zucchero di palma
¼ di cucchiaino di fiocchi di pepe rosso
Un pizzico di sale e pepe nero
½ tazza di mozzarella di anacardi, tagliuzzata
Indicazioni:
Nel vostro robot da cucina, mescolate il lievito con il condimento italiano, un pizzico di sale e la farina.
Aggiungere l'olio e l'acqua e mescolare bene fino ad ottenere un impasto.
Trasferire l'impasto su una superficie di lavoro infarinata, impastare bene, trasferire in una ciotola unta, coprire e lasciare da parte per 1 ora.
Nel frattempo, in una ciotola, mescolare le olive verdi con olive kalamata, pomodori, prezzemolo, capperi, aglio in polvere, origano, zucchero, sale, pepe e fiocchi di pepe e mescolare bene.
Trasferire di nuovo l'impasto della pizza su una superficie di lavoro e appiattirlo.

Forma in modo che si adatti al tuo slow cooker (cottura lenta).
Ungi il tuo slow cooker con uno spray da cucina e aggiungi
l'impasto.
Premere bene sul fondo.
Distribuire il mix di salsa su tutto, coprire e cuocere a fuoco vivo
per 1 ora e 15 minuti.
Distribuire la mozzarella vegana, coprire di nuovo e cuocere a
fuoco vivo per altri 30 minuti.
Lasciare raffreddare la pizza prima di tagliarla e servirla.
Valori nutrizionali:
calorie 340, grassi 5, fibre 7, carboidrati 13, proteine 15

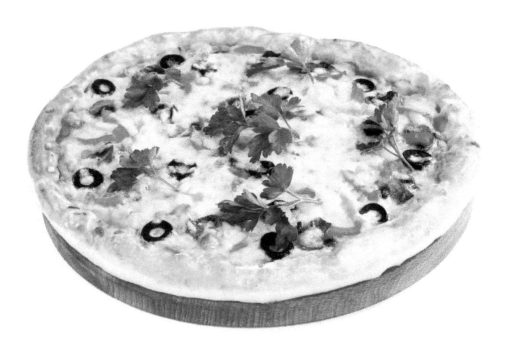

Ricca zuppa di fagioli

Tempo di preparazione: 10 minuti
Tempo di cottura: 7 ore
Porzioni: 4
Ingredienti:
1 libbra di fagioli neri
1 cipolla gialla, tritata
4 spicchi d'aglio, schiacciati
2 quarti di brodo vegetale
Un pizzico di sale marino
Pepe nero a piacere
2 patate, sbucciate e tagliate a cubetti
2 cucchiaini di aneto essiccato
1 tazza di pomodori secchi, tritati
1 libbra di carote, affettate
4 cucchiai di prezzemolo tritato
Indicazioni:
Mettete il brodo nella vostra pentola a fuoco lento.
Aggiungere fagioli, cipolla, aglio, patate, pomodori, carote, aneto, sale e pepe, mescolare, coprire e cuocere a fuoco lento per 7 ore.
Mescolare la zuppa, aggiungere il prezzemolo, dividere in ciotole e servire.
Buon divertimento!
Valori nutrizionali:
calorie 250, grassi 4, fibre 3, carboidrati 9, proteine 10

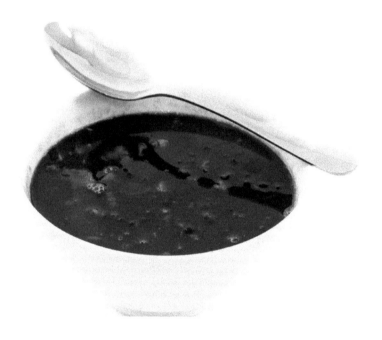

Fagioli al forno deliziosi

Tempo di preparazione: 10 minuti
Tempo di cottura: 12 ore
Porzioni: 8
Ingredienti:
450 g di fagioli neri, messi a bagno per una notte e scolati
1 tazza di sciroppo d'acero
1 tazza di bourbon
1 tazza di salsa bbq vegana
1 tazza di zucchero di palma
¼ di tazza di ketchup
1 tazza di acqua
¼ di tazza di senape
¼ di tazza di melassa di canna nera
¼ di tazza di aceto di sidro di mele
¼ di tazza di olio d'oliva
2 cucchiai di aminoacidi di cocco
Indicazioni:
Mettete i fagioli nella vostra pentola a fuoco lento.
Aggiungere lo sciroppo d'acero, il bourbon, la salsa bbq, lo zucchero, il ketchup, l'acqua, la senape, la melassa, l'aceto, l'olio e l'aminos di cocco.
Mescolare il tutto, coprire e cuocere su Low per 12 ore.
Dividere in ciotole e servire.
Buon divertimento!
Valori nutrizionali:
calorie 430, grassi 7, fibre 8, carboidrati 15, proteine 19

Deliziosa zuppa di zucca di Butternut

Tempo di preparazione: 10 minuti
Tempo di cottura: 6 ore
Porzioni: 8

Ingredienti:

1 mela, con il torsolo, sbucciata e tritata
230 g di carote, tritate
1 libbra di zucca butternut, sbucciata e tagliata a cubetti
1 cipolla gialla, tritata
Un pizzico di sale marino
Pepe nero a piacere
1 foglia di alloro
3 tazze di brodo vegetale
14 once di latte di cocco in scatola
¼ di cucchiaino di salvia secca

Indicazioni:

Mettete il brodo nella vostra pentola a fuoco lento.
Aggiungere la zucca mela, le carote, la cipolla, il sale, il pepe e
l'alloro.
Mescolare, coprire e cuocere a fuoco lento per 6 ore.
Trasferire nel frullatore, aggiungere il latte di cocco e la salvia e
pulsare molto bene.
Versare in ciotole e servire subito.
Buon divertimento!

Valori nutrizionali:

calorie 200, grassi 3, fibre 6, carboidrati 8, proteine 10

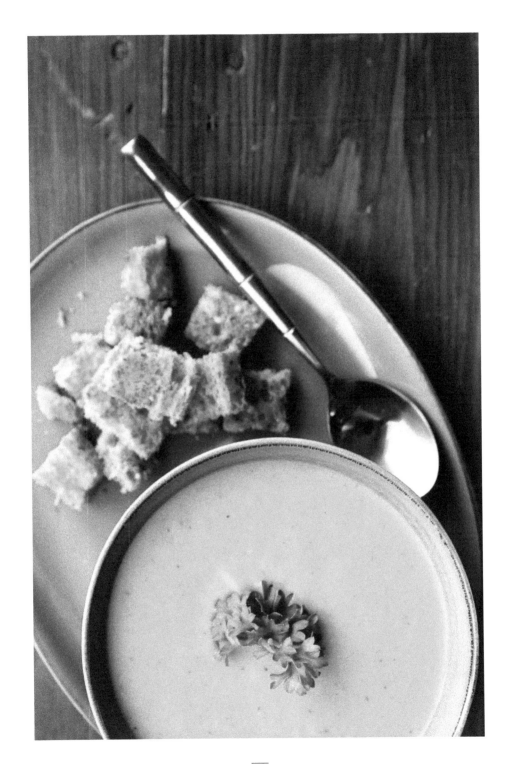

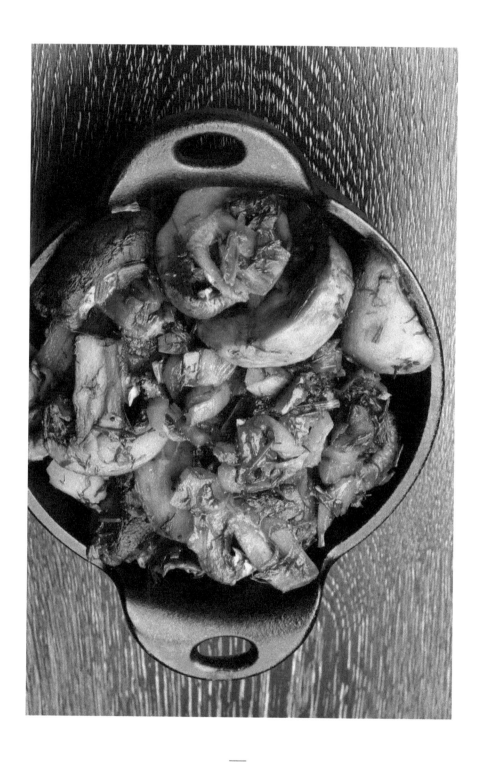

Stupefacente stufato di funghi

Tempo di preparazione: 10 minuti
Tempo di cottura: 8 ore
Porzioni: 4
Ingredienti:
2 spicchi d'aglio, tritati
1 gambo di sedano, tritato
1 cipolla gialla, tritata
1 tazza e ½ di tofu solido, pressato e tagliato a cubetti
1 tazza di acqua
300 g di funghi, tritati
1 libbra di piselli misti, mais e carote
2 e ½ tazze di brodo vegetale
1 cucchiaino di timo secco
2 cucchiai di farina di cocco
Un pizzico di sale marino
Pepe nero a piacere
Indicazioni:
Mettete l'acqua e il brodo nella vostra pentola a fuoco lento.
Aggiungere aglio, cipolla, sedano, funghi, verdure miste, tofu, timo, sale, pepe e farina.
Mescolare il tutto, coprire e cuocere a basso regime per 8 ore.
Dividere in ciotole e servire caldo.
Buon divertimento!
Valori nutrizionali:
calorie 230, grassi 4, fibre 6, carboidrati 10, proteine 7

Speciale Jambalaya

Tempo di preparazione: 10 minuti
Tempo di cottura: 6 ore
Porzioni: 4

Ingredienti:

170 g di tritato di soia
1 tazza e ½ di costole di sedano, tritate
1 tazza di gombo
1 peperone verde, tritato
450 g di pomodori e peperoncini verdi in scatola, tritati
2 spicchi d'aglio, tritati
½ cucchiaino di paprika
1 tazza e ½ di brodo vegetale
Un pizzico di pepe di Caienna
Pepe nero a piacere
Un pizzico di sale
3 tazze di riso selvatico già cotto per servire

Indicazioni:

Scaldare una padella a fuoco medio-alto, aggiungere il chorizo di soia, mescolare, rosolare per qualche minuto e trasferire nella pentola a fuoco lento.

Aggiungete anche sedano, peperone, okra, pomodori e peperoncini, aglio, paprika, sale, pepe e cayenna nella vostra pentola a fuoco lento.

Mescolate il tutto, aggiungete il brodo vegetale, coprite la pentola a fuoco lento e cuocete al minimo per 6 ore.

Dividere il riso sui piatti, coprire ogni porzione con la vostra jambalaya vegana e servire caldo.

Buon divertimento!

Valori nutrizionali:

calorie 150, grassi 3, fibre 7, carboidrati 15, proteine 9

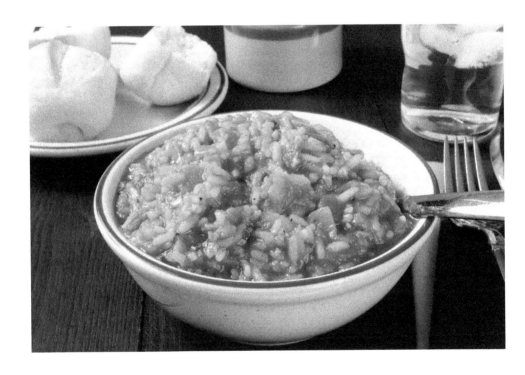

Deliziosa zuppa di bietole

Tempo di preparazione: 10 minuti
Tempo di cottura: 8 ore
Porzioni: 6
Ingredienti:
1 cipolla gialla, tritata
1 cucchiaio di olio d'oliva
1 gambo di sedano, tritato
2 spicchi d'aglio, tritati
1 carota, tritata
1 mazzo di bietole, strappato
1 tazza di lenticchie marroni, secche
5 patate, sbucciate e tagliate a cubetti
1 cucchiaio di salsa di soia
Pepe nero a piacere
Un pizzico di sale marino
6 tazze di brodo vegetale
Indicazioni:
Scaldare una grande padella con l'olio a fuoco medio alto, aggiungere la cipolla, il sedano, l'aglio, la carota e la bietola, mescolare, cuocere per qualche minuto e trasferire nella pentola a fuoco lento.
Inoltre, aggiungere le lenticchie, le patate, la salsa di soia, il sale, il pepe e il brodo nella pentola a fuoco lento, mescolare, coprire e cuocere su Low per 8 ore.
Dividere in ciotole e servire caldo.
Buon divertimento!
Valori nutrizionali:
calorie 200, grassi 4, fibre 5, carboidrati 9, proteine 12

Tofu cinese e verdure

Tempo di preparazione: 10 minuti
Tempo di cottura: 4 ore
Porzioni: 4
Ingredienti:
450 g di tofu extra sodo, pressato e tagliato a triangoli medi
Spray da cucina
2 cucchiaini di zenzero grattugiato
1 cipolla gialla, tritata
3 spicchi d'aglio, tritati
230 g di salsa di pomodoro
¼ di tazza di salsa hoisin
¼ di cucchiaino di aminoacidi di cocco
2 cucchiai di aceto di riso
1 cucchiaio di salsa di soia
1 cucchiaio di senape piccante
¼ di cucchiaino di pepe rosso, schiacciato
2 cucchiaini di melassa
2 cucchiai di acqua
Un pizzico di pepe nero
3 gambi di broccoli
1 peperone verde, tagliato a quadretti
2 zucchine, a cubetti
Indicazioni:
Scaldate una padella a fuoco medio-alto, aggiungete i pezzi di tofu, fateli rosolare per qualche minuto e trasferiteli nel vostro slow cooker.
Scaldate di nuovo la padella a fuoco medio-alto, aggiungete lo zenzero, la cipolla, l'aglio e la salsa di pomodoro, mescolate, saltate per qualche minuto e trasferite anche voi nella vostra pentola lenta.
Aggiungere la salsa hoisin, aminos, aceto, salsa di soia, senape, pepe rosso, melassa, acqua e pepe nero, mescolare delicatamente, coprire e cuocere a fuoco vivo per 3 ore.
Aggiungere le zucchine, il peperone e i broccoli, coprire e cuocere a fuoco vivo per 1 ora ancora.
Dividere tra i piatti e servire subito.
Buon divertimento!

Valori nutrizionali:
calorie 300, grassi 4, fibre 8, carboidrati 14, proteine 13

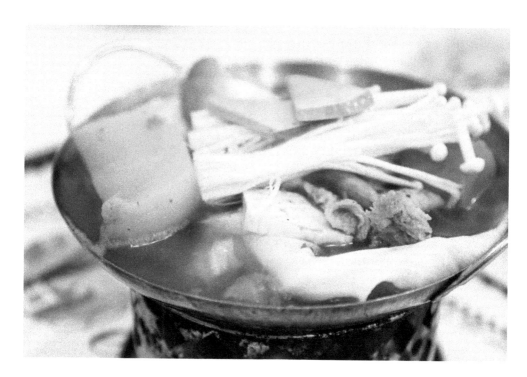

Meravigliosa zuppa di mais

Tempo di preparazione: 10 minuti
Tempo di cottura: 8 ore e 30 minuti
Porzioni: 6
Ingredienti:
2 tazze di cipolla gialla, tritata
2 cucchiai di olio d'oliva
1 peperone rosso, tritato
450 g di patate dorate, a cubetti
1 cucchiaino di cumino, macinato
4 tazze di chicchi di mais
4 tazze di brodo vegetale
1 tazza di latte di mandorla
Un pizzico di sale
Un pizzico di pepe di Caienna
½ cucchiaino di paprika affumicata
Scalogno tritato per servire
Indicazioni:
Scaldare una padella con l'olio a fuoco medio, aggiungere la cipolla, mescolare e soffriggere per 5 minuti e poi trasferire nella pentola a fuoco lento.
Aggiungere il peperone, 1 tazza di mais, le patate, la paprika, il cumino, il sale e la cayenna, mescolare, coprire e cuocere al minimo per 8 ore.
Frullare il tutto con un frullatore a immersione e poi mescolare con il latte di mandorla e il resto del mais.
Mescolare la zuppa di pesce, coprire e cuocere al minimo per altri 30 minuti.
Versare in ciotole e servire con scalogni tritati sopra.
Buon divertimento!
Valori nutrizionali:
calorie 200, grassi 4, fibre 7, carboidrati 13, proteine 16

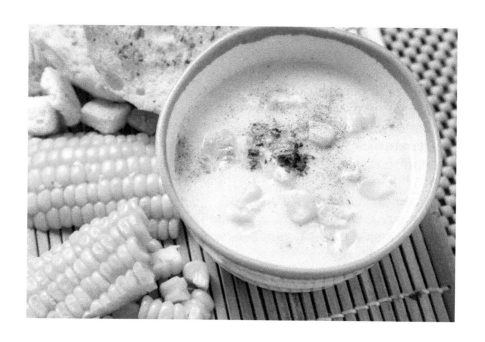

Stufato di fagioli dall'occhio nero

Tempo di preparazione: 10 minuti
Tempo di cottura: 4 ore
Porzioni: 8

Ingredienti:
3 gambi di sedano, tritati
2 carote, affettate
1 cipolla gialla, tritata
1 patata dolce, a cubetti
1 peperone verde, tritato
3 tazze di fagioli dall'occhio nero, messi a bagno per 8 ore e scolati
1 tazza di passata di pomodoro
4 tazze di brodo vegetale
Un pizzico di sale
Pepe nero a piacere
1 peperoncino, tritato
1 cucchiaino di polvere di peperoncino ancho
1 cucchiaino di salvia, essiccata e sbriciolata
2 cucchiaini di cumino, macinato
Coriandolo tritato per servire

Indicazioni:
Mettete il sedano nella vostra pentola a fuoco lento.
Aggiungere carote, cipolla, patata, peperone, fagioli dall'occhio nero, passata di pomodoro, sale, pepe, peperoncino in polvere, salvia, peperoncino, cumino e brodo.
Mescolare, coprire e cuocere su fuoco vivo per 4 ore.
Mescolare di nuovo lo stufato, dividere in ciotole e servire con coriandolo tritato sopra.
Buon divertimento!

Valori nutrizionali:
calorie 200, grassi 4, fibre 7, carboidrati 9, proteine 16

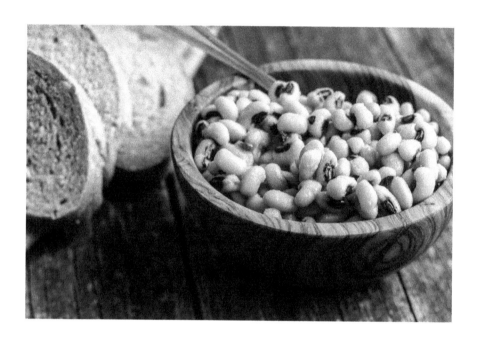

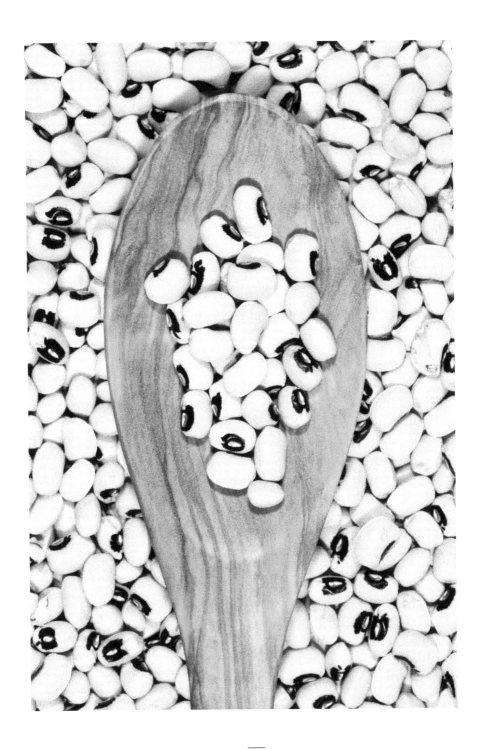

Ricette per la cena

Spaghetti al pesto con palline di ceci

Porzioni: 4

Valori nutrizionali:

636 Cal; 21,8 g di grassi; 2 g di grassi saturi; 88 g di carboidrati; 14 g di fibre; 9 g di zuccheri; 24 g di proteine;

Tempo di preparazione: 10 minuti

Tempo di cottura: 40 minuti

Ingredienti:

Per le polpette di ceci:

1/3 di tazza di noci

1 1/2 tazze di ceci cotti

1 piccola cipolla bianca, sbucciata, tritata

¼ di tazza di foglie di basilico

1 1/2 cucchiaio di aglio tritato

1/4 di tazza di pangrattato

2 cucchiai di farina di lino

1/4 di cucchiaino di fiocchi di pepe rosso

1/2 cucchiaino di sale

2 cucchiai di lievito alimentare

1 cucchiaino di origano

1/2 cucchiaino di prezzemolo tritato

1 cucchiaio di olio d'oliva

1/4 di tazza di acqua

Per il pesto:

2 tazze di foglie di basilico

1 cucchiaino di aglio tritato

1 cucchiaio di lievito alimentare

2 cucchiai di noci

1/4 di cucchiaino di sale

1 cucchiaio di succo di limone

1 cucchiaio di olio d'oliva

2 cucchiai di acqua

Per la pasta:

230 g di spaghetti, integrali, cotti

½ cucchiaino di pepe nero rotto, per guarnire

Indicazioni:

Preparare il pesto e per questo, mettere il basilico in un robot da cucina, aggiungere le noci, l'aglio e il lievito e pulsare per 2 minuti fino a tritarlo.

Aggiungere il sale, il succo di limone, l'acqua e l'olio, frullare per 1 minuto fino ad ottenere un composto omogeneo, poi versare il composto in una ciotola e metterlo da parte fino a quando serve.

Preparare le palline di ceci e per questo, prendere una padella media, aggiungere ½ cucchiaino d'olio e quando è caldo, aggiungere la cipolla e l'aglio e cuocere per 4 minuti fino a quando si ammorbidisce.

Mettere le noci in un robot da cucina, pulsare per 1 minuto fino a macinare, aggiungere la miscela di cipolle insieme ai restanti ingredienti per le polpette, eccetto il pangrattato, e poi pulsare per 2 minuti fino a combinare.

Trasferire il composto di ceci in una ciotola, aggiungere il pangrattato, mescolare fino ad amalgamarlo e poi raffreddare il composto per 10 minuti.

Nel frattempo, accendete il forno, poi impostatelo a 425 gradi F e lasciatelo preriscaldare.

Dopo 10 minuti, modellare il composto di ceci in piccole palline, spesse circa 1 pollice e mezzo, disporle su una teglia foderata di pergamena e cuocere per 25 minuti fino a quando sono dorate.

Nel frattempo, prendete una pentola media piena per metà di acqua, mettetela sul fuoco medio, portatela ad ebollizione, aggiungete gli spaghetti, cuocete per 7-10 minuti fino a quando sono teneri, e, una volta fatto, scolate gli spaghetti e metteteli da parte fino al momento del bisogno.

Quando le polpette sono cotte, trasferirle nella palla contenente il pesto e saltarle fino a quando sono ben rivestite.

Distribuire la pasta nei piatti, coprirla con le polpette di ceci, spolverare di pepe nero e servire.

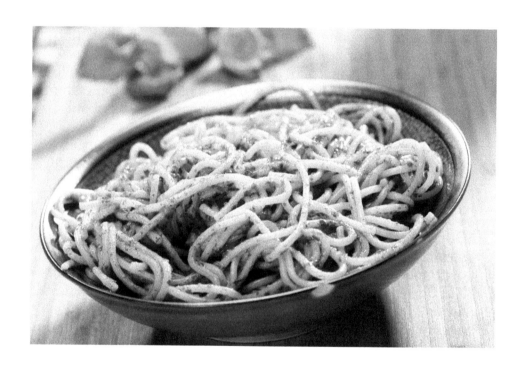

Stufato di ceci, quinoa e spinaci

Porzioni: 3
Valori nutrizionali:
423 Cal; 9 g di grassi; 1 g di grassi saturi; 66 g di carboidrati; 18 g di fibre; 10 g di zuccheri; 21 g di proteine;
Tempo di preparazione: 10 minuti
Tempo di cottura: 30 minuti
Ingredienti:
1/2 tazza di cipolla rossa tritata
1 cucchiaio di aglio tritato
1 peperoncino verde, tritato
2 tazze di spinaci
2 pomodori grandi
Un pezzo di zenzero da 1 pollice
1/4 di tazza di lenticchie rosse
1 1/2 tazze di ceci cotti
1/4 di tazza di quinoa
1 cucchiaino di sale
1/4 di cucchiaino di cannella in polvere
1 cucchiaino di garam masala
1/4 di cucchiaino di pepe nero rotto
1/2 cucchiaino di cumino in polvere
1/4 di cucchiaino di cardamomo in polvere
1/2 cucchiaino di zucchero di cocco
2 cucchiai di anacardi tritati
1 cucchiaino di olio d'oliva
2 tazze di acqua
Indicazioni:
Prendere una pentola grande, metterla a fuoco medio, aggiungere l'olio e quando è caldo, aggiungere la cipolla e il peperoncino e cuocere per 5 minuti.
Nel frattempo, mettere gli spinaci e i pomodori in un robot da cucina, aggiungere lo zenzero, l'aglio e il pepe nero, versare ½ tazza d'acqua e pulsare per 2 minuti fino ad ottenere un risultato liscio.

Aggiungere tutte le spezie, mescolare bene, cuocere per 1 minuto, versare la passata di pomodoro, aggiungere i ceci, le lenticchie e la quinoa, condire con sale e zucchero, versare l'acqua rimanente, mescolare fino ad amalgamare e cuocere per 20 minuti fino a cottura completa.

Poi aggiungere gli anacardi, assaggiare lo stufato per regolare il condimento, e cuocere per 3 minuti.

Servire subito.

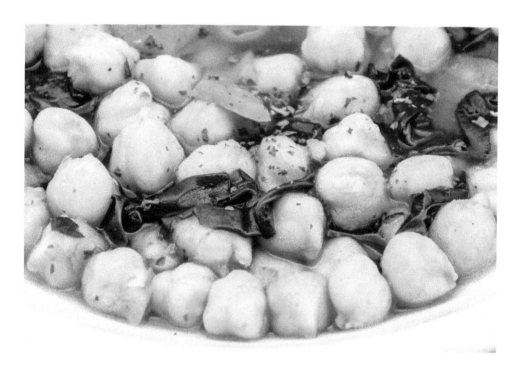

Tagliatelle di soba al tofu

Porzioni: 4
Valori nutrizionali:
383.5 Cal; 12 g di grassi; 5.7 g di grassi saturi; 53 g di carboidrati; 5 g di fibre; 2 g di zuccheri; 18.7 g di proteine;
Tempo di preparazione: 10 minuti
Tempo di cottura: 10 minuti
Ingredienti:
450 g di spaghetti di soba, cotti
400 g di tofu, sodo, a cubetti
2 cipolle verdi, tagliate sottili
2 tazze di cavolo tagliuzzato
½ cucchiaino di aglio tritato
1 cucchiaino di zenzero grattugiato
1 cucchiaino di semi di sesamo
2 cucchiaini di zucchero di canna
1/4 di tazza di aceto di riso
1 cucchiaio di olio di sesamo
2 cucchiai di salsa di soia
1 cucchiaio di olio d'oliva
2 cucchiai di arachidi schiacciate, per servire
2 cucchiai di Sriracha, per servire
Indicazioni:
Preparate la salsa e per questo, prendete una ciotola media, aggiungete l'olio e i semi di sesamo insieme allo zucchero, l'aceto e la salsa di soia e sbattete fino a combinare.

Prendere una padella grande, metterla a fuoco medio-alto, aggiungere l'olio e quando è caldo, aggiungere i pezzi di tofu e cuocere per 5 minuti fino a doratura.

Trasferire i pezzi di tofu in un piatto, aggiungere il cavolo, lo zenzero e l'aglio, mescolare fino ad amalgamare, e poi cuocere per 2 minuti fino a quando sono teneri.

Poi prendete una grande ciotola, metteteci i noodles di soba cotti, irrorateli con la salsa, aggiungete il cavolo cotto, la cipolla verde e i pezzi di tofu e mescolate fino ad amalgamarli.

Guarnire i noodles con arachidi e salsa Sriracha e poi servire.

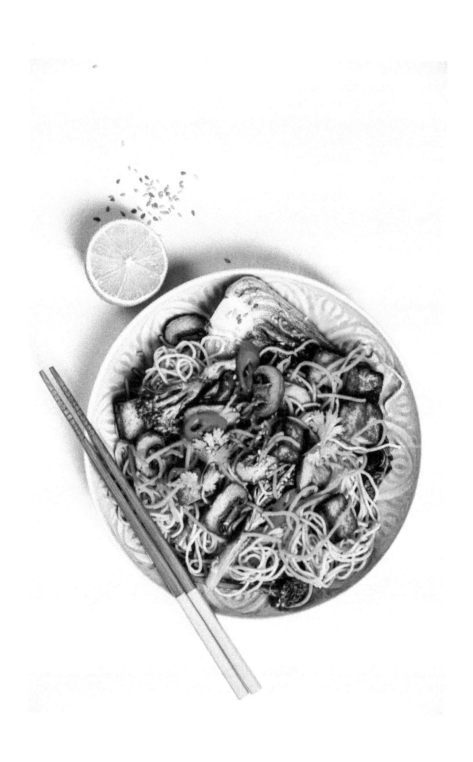

Tacos di cavolfiore alla bufala

Porzioni: 4
Valori nutrizionali:
508 Cal; 17.7 g di grassi; 3 g di grassi saturi; 76.2 g di carboidrati; 10.8 g di fibre; 9.1 g di zuccheri; 15.5 g di proteine;
Tempo di preparazione: 10 minuti
Tempo di cottura: 30 minuti
Ingredienti:
Per i tacos di cavolfiore della bufala:
1 tazza di farina universale
1 tazza di latte di mandorla, non zuccherato
1/4 di cucchiaino di aglio in polvere
1/4 di cucchiaino di sale
1/4 di cucchiaino di pepe nero macinato
5 tazze di cimette di cavolfiore
3/4 di tazza di salsa piccante
2 tazze di cavolo tagliuzzato
1 tazza di coriandolo tritato
8 tortillas di mais
Per la crema di avocado:
2 avocado medi, snocciolati
1/2 cucchiaino di sale
½ cucchiaino di aglio tritato
2 cucchiai di succo di lime
1/4 di tazza di panna acida vegana
1/4 di tazza di acqua
Indicazioni:
Preparare il cavolfiore e per questo, accendere il forno, poi impostarlo a 450 gradi F e lasciarlo preriscaldare.
Nel frattempo, prendete una ciotola media, aggiungete la farina insieme all'aglio in polvere, al pepe nero e al sale, versate il latte e sbattete con una frusta fino ad ottenere un composto omogeneo.
Immergere ogni cavolfiore nella miscela di farina fino a ricoprirlo uniformemente, disporlo su una teglia rivestita di carta pergamena e poi infornarlo per 20 minuti fino a quando non è dorato e croccante.

Una volta fatto, prendete una grande ciotola, metteteci dentro la salsa piccante, aggiungete le cimette di cavolfiore arrostite, mescolate fino a ricoprirle, rimettete le cimette nel forno e continuate a cuocere per 10 minuti fino a quando sono glassate. Nel frattempo, preparate la crema di avocado e per questo, mettete tutti i suoi ingredienti in un robot da cucina e poi pulsate per 2 minuti fino ad ottenere una crema liscia.

Distribuire le cimette di cavolfiore tra le tortillas, aggiungere il cavolo e il cilantro, irrorare con la crema di avocado preparata e servire.

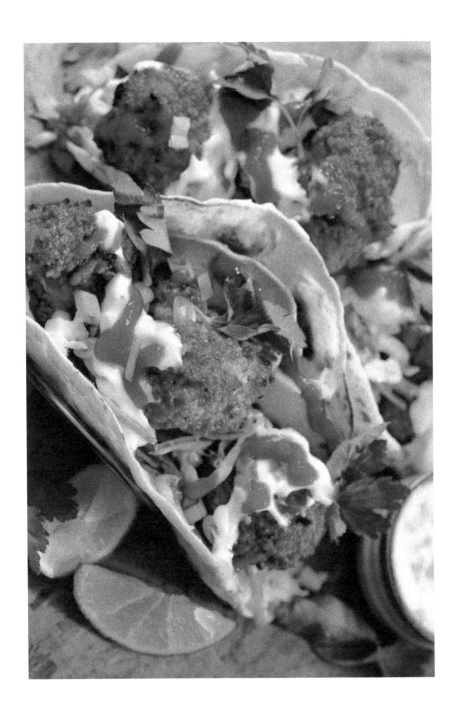

Bistecche di tofu con insalata

Porzioni: 4
Valori nutrizionali:
198 Cal; 6,5 g di grassi; 1 g di grassi saturi; 19 g di carboidrati; 6 g di fibre; 3 g di zuccheri; 12 g di proteine;
Tempo di preparazione: 1 ora e 10 minuti
Tempo di cottura: 6 minuti
Ingredienti:
Per l'insalata:
2 scalogni verdi, tritati
600 g di tofu, sodo,
1/2 cucchiaino di zenzero grattugiato
½ cucchiaino di aglio tritato
2 cucchiai di salsa di soia
1 cucchiaino di pasta wasabi
2 cucchiaini di semi di sesamo
Per l'insalata:
¼ di tazza di germogli di piselli da neve con le estremità tagliate
1 mazzo di rucola, foglie strappate in piccoli pezzi
5 scalogni verdi, tagliati a strisce
1 foglio di nori, dimezzato, tagliuzzato trasversalmente
½ cucchiaino di aglio tritato
1 cucchiaino di zucchero semolato
¼ di cucchiaino di pepe nero macinato
1 cucchiaio di aceto bianco
1/4 di cucchiaino di pasta wasabi
2 cucchiaini di salsa di soia
Indicazioni:
Preparare il tofu e per questo, tagliare il tofu in fette spesse mezzo pollice e poi metterle in una grande ciotola.
Prendete una piccola ciotola, metteteci lo scalogno, aggiungete i semi di sesamo, lo scalogno, lo zenzero, l'aglio, la salsa di soia e il wasabi e mescolate fino a quando non è ben mescolato.
Versare questa miscela sulle fette di tofu, poi girare fino a quando sono ben rivestite e marinare per un minimo di 1 ora a temperatura ambiente.

Nel frattempo, preparate l'insalata e per questo, prendete una grande insalatiera, aggiungete gli scalogni, i germogli, le rucole e i fogli di nori e mettete da parte fino al momento necessario.

Preparare la colata per questo, prendere una piccola ciotola, aggiungere l'aglio, il wasabi, il pepe nero, lo zucchero, la salsa di soia e l'aceto, sbattere fino a quando non si combinano, e mettere da parte fino a quando è necessario.

Quando il tofu è marinato, prendete una grande padella, mettetela a fuoco medio, metteteci le fette di tofu e cuocetele per 3 minuti per lato fino a quando sono dorate.

Trasferire i pezzi di tofu in un piatto, coprirli con l'insalata preparata, poi irrorare con il condimento e servire.

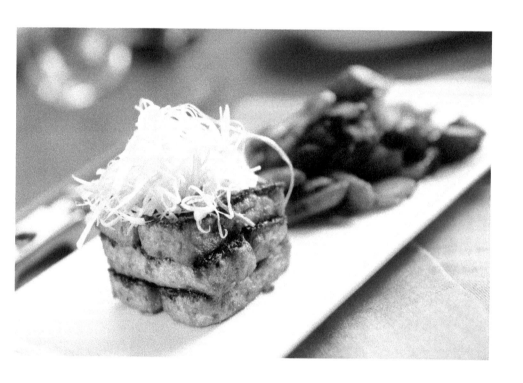

Lasagne agli spinaci e alla ricotta

Porzioni: 6

Valori nutrizionali:

300 Cal; 12 g di grassi; 6 g di grassi saturi; 26 g di carboidrati; 3 g di fibre; 6 g di zuccheri; 24 g di proteine;

Tempo di preparazione: 10 minuti

Tempo di cottura: 50 minuti

Ingredienti:

Per il ripieno di ricotta:

500 g di tofu, extrafine, pressato, a cubetti

5 spicchi d'aglio, sbucciati

2 limoni, spremuti

¼ di cucchiaino di pepe nero macinato

½ cucchiaino di sale

¼ di cucchiaino di noce moscata

1 cucchiaio di senape

2 cucchiai di olio d'oliva

Per la salsa:

¼ di tazza di farina universale

½ cucchiaino di sale

¼ di tazza di burro di mandorle

3 tazze di latte di soia

Per la salsa di pomodoro:

¾ di tazza di passata

500 g di spinaci congelati, scongelati, scolati

¼ di cucchiaino di pepe nero macinato

1/3 di cucchiaino di sale

2 cucchiaini di origano secco

250 g di fogli di lasagna

Indicazioni:

Preparare il ripieno di ricotta e per questo, mettere tutti i suoi ingredienti in un robot da cucina tranne i pezzi di tofu e poi pulsare per 2 minuti fino a quando non è liscio.

Aggiungere i pezzi di tofu, continuare a frullare per 1 minuto fino a quando non è liscio, rovesciare il ripieno in una ciotola media e mettere da parte fino a quando non è necessario.

Preparare la salsa e per questo, prendere una piccola casseruola, metterla su fuoco medio, aggiungere il burro e la farina e cuocere per 5 minuti fino a quando la pasta densa si riunisce, mescolando continuamente.

Poi aggiungere il sale e il latte, cuocere per 2 minuti fino a quando la salsa si è addensata e mettere da parte fino a quando è necessario.

Preparare la salsa di pomodoro e per questo, prendere una ciotola media, aggiungere la passata, condire con pepe nero, sale e origano, mescolare fino a quando non si mescola e mettere da parte fino a quando necessario.

Assemblare la lasagna e per questo, prendere una pirofila, stratificare il fondo con alcuni fogli di lasagna, stratificare con spinaci, ripieno di ricotta, salsa, e salsa di pomodoro e continuare a creare altri strati, coprendo lo strato superiore con il pomodoro.

Cuocere la lasagna per 40 minuti fino a completa cottura, poi tagliarla a spicchi e servire.

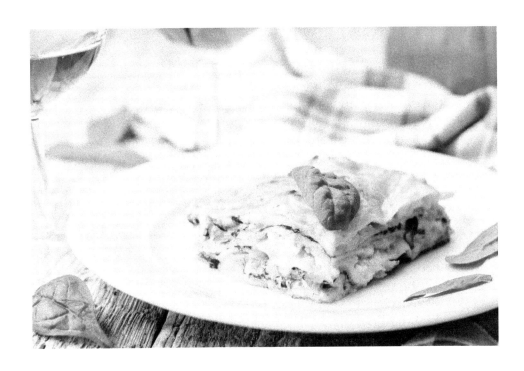

Polpettone di lenticchie

Porzioni: 8
Valori nutrizionali:
259 Cal; 2 g di grassi; 0,6 g di grassi saturi; 46 g di carboidrati; 8 g di fibre; 5,4 g di zuccheri; 11,3 g di proteine;
Tempo di preparazione: 15 minuti
Tempo di cottura: 1 ora e 30 minuti
Ingredienti:
Per il pane:
3/4 di tazza di avena
1 tazza di lenticchie marroni
1/2 tazza di avena macinata
3 cucchiai di semi di lino macinati
1 gambo di sedano, tagliato a dadini
1 piccola cipolla bianca, sbucciata, tagliata a dadini
1 carota, grattugiata
1 cucchiaio di aglio tritato
1 piccolo peperone rosso, tagliato a dadini
½ cucchiaino di sale marino
1/2 cucchiaino di cipolla in polvere
1/2 cucchiaino di aglio in polvere
1/2 cucchiaino di pepe chipotle macinato
½ cucchiaino di pepe nero macinato
1/2 cucchiaino di cumino
1 cucchiaino di timo secco
2 1/2 tazze di brodo vegetale
2 cucchiai di olio d'oliva
1/3 di tazza di acqua
Per la glassa:
1 cucchiaio di sciroppo d'acero
1 cucchiaio di aceto balsamico
3 cucchiai di ketchup
Indicazioni:
Cuocere le lenticchie e per questo, prendere una grande pentola, metterla a fuoco medio-alto, aggiungere le lenticchie, versare 2 tazze e mezzo di acqua e portare a ebollizione.
Cambiare il calore a livello medio-basso e poi cuocere a fuoco lento per 40 minuti fino a quando è tenero, coprendo la pentola.

Al termine, togliere il coperchio dalla pentola, poi togliere la pentola dal fuoco e lasciare riposare le lenticchie per 15 minuti.

Nel frattempo, accendete il forno, poi impostatelo a 350 gradi F e lasciatelo preriscaldare.

Prendete una piccola ciotola, metteteci dentro i semi di lino, mescolate con l'acqua e lasciate il composto per 10 minuti fino a quando non si addensa.

Cuocere le verdure e per questo, prendere una padella media, metterla a fuoco medio, aggiungere cipolla, aglio, sedano, carota e peperone e poi cuocere per 5 minuti.

Aggiungere tutte le spezie, mescolare fino ad amalgamarle bene, cuocere per 1 minuto e poi togliere la padella dal fuoco.

Quando le lenticchie si sono raffreddate, con una forchetta schiacciatele fino a romperle, aggiungete le verdure cotte, l'avena, le uova di lino, la farina d'avena, il sale, il pepe nero e mescolate bene fino a combinare il tutto.

Prendete una teglia per pagnotte, foderatela con carta da forno, e poi metteteci dentro il composto preparato, premendo il ripieno nella teglia.

Preparate la glassa e per questo, prendete una piccola ciotola, metteteci tutti i suoi ingredienti e mescolate fino a combinarli.

Spalmate la glassa sulla parte superiore della pagnotta, poi infornate per 45 minuti fino a cottura, e una volta fatto, lasciate raffreddare la pagnotta per 10 minuti.

Togliere la pagnotta dalla padella, tagliarla in otto fette e servire.

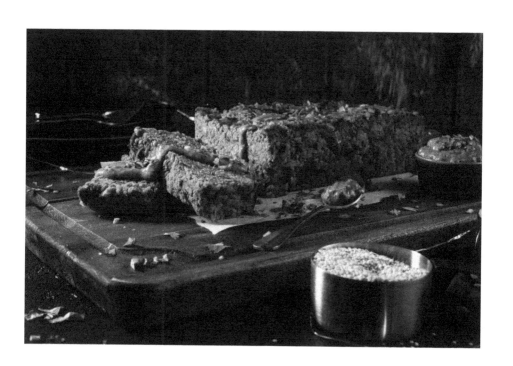

Seitan mongolo

Porzioni: 6

Valori nutrizionali:

324 Cal; 8 g di grassi; 1 g di grassi saturi; 33 g di carboidrati; 3 g di fibre; 19 g di zuccheri; 29 g di proteine;

Tempo di preparazione: 10 minuti

Tempo di cottura: 20 minuti

Ingredienti:

Per la salsa:

1 cucchiaio di aglio tritato

1/2 cucchiaino di zenzero grattugiato

1/2 tazza e 2 cucchiai di zucchero di cocco

1/3 di cucchiaino di fiocchi di pepe rosso

1/3 di cucchiaino di cinque spezie cinesi

2 cucchiaini di amido di mais

2 cucchiaini di olio d'oliva

1/2 tazza di salsa di soia

2 cucchiai di acqua fredda

Per il seitan:

1 libbra di seitan, tagliato a pezzi da 1 pollice

1 1/2 cucchiaio di olio d'oliva

Per servire:

2 scalogni, affettati

2 cucchiaini di semi di sesamo tostati

Indicazioni:

Preparare la salsa e per questo, prendere una piccola casseruola, metterla a fuoco medio, aggiungere l'olio e quando è caldo, aggiungere lo zenzero e l'aglio e cuocere per 30 secondi fino a quando è fragrante.

Aggiungere i fiocchi di pepe rosso e le cinque spezie, continuare la cottura per 30 secondi, mescolare lo zucchero e la salsa di soia, poi passare il fuoco a livello medio-basso e cuocere a fuoco lento per 7 minuti finché lo zucchero si è sciolto e la salsa si è leggermente ridotta.

Nel frattempo, preparate il seitan e per questo, prendete una padella grande, mettetela a fuoco medio-alto, aggiungete l'olio e quando è caldo, aggiungete i pezzi di seitan e cuocete per 5 minuti fino a quando sono dorati e i bordi sono diventati croccanti.

Mescolare l'amido di mais e l'acqua, aggiungere alla casseruola, mescolare fino a combinare, e poi cuocere per 3 minuti fino a quando la salsa si è leggermente addensata.

Passare il fuoco al livello basso, aggiungere i pezzi di seitan, mescolare fino a quando sono ben rivestiti, e cuocere per 2 minuti fino a quando sono caldi.

Cospargere il seitan con semi di sesamo e scalogno e servire con riso cotto.

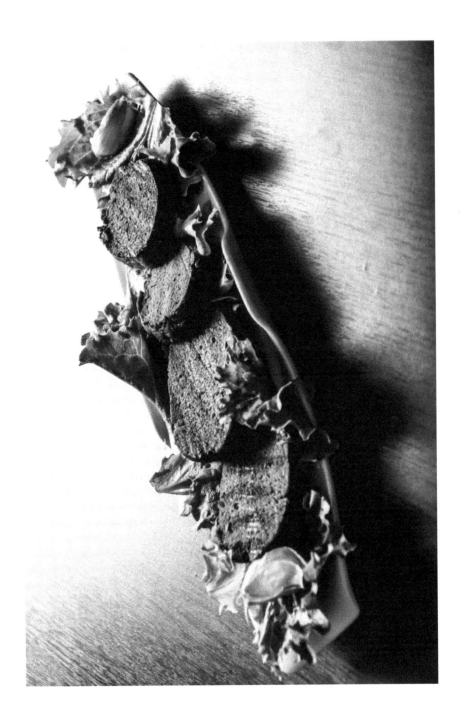

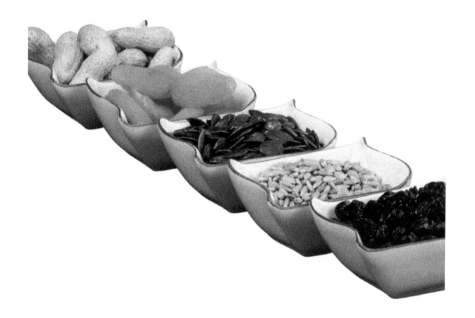

Spuntini

Bombe grasse al cioccolato e noci

Tempo di preparazione: 15 minuti
Porzioni: 6
Ingredienti
1/2 tazza di burro di cocco
1/2 tazza di olio di cocco ammorbidito
4 cucchiai di cacao in polvere, non zuccherato
4 cucchiai di zucchero di canna ben confezionati
1/3 di tazza di tofu silken schiacciato
1 tazza di noci, tritate grossolanamente
Indicazioni:
Aggiungere il burro di cocco e l'olio di cocco in un piatto per microonde; scioglierlo per 10-15 secondi.
Aggiungere il cacao in polvere e sbattere bene.
Versare il composto in un frullatore con lo zucchero di canna e la crema di tofu silken; frullare per 3-4 minuti.
Mettere gli stampi in silicone su una teglia e riempire a metà con le noci tritate.
Versare il composto sulle noci e metterlo nel congelatore per 6 ore.
Pronti! Servire!
Valori nutrizionali:
Valori percentuali giornalieri basati sulla dose giornaliera di riferimento (RDI) per una dieta di 2000 calorie.

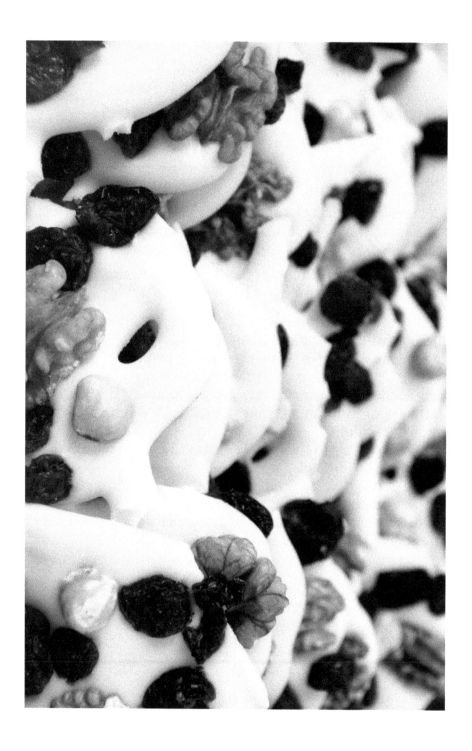

Croccanti sottaceti fritti

Tempo di preparazione: 5 minuti
Porzioni: 6
Ingredienti
1/2 tazza di olio vegetale per friggere
1 tazza di farina universale
1 tazza di pangrattato semplice
Pizzico di sale e pepe
30 chips di sottaceti (cetriolo, aneto)
Indicazioni:
Scaldare l'olio in una grande padella a fuoco medio-alto.
Mescolare la farina, il pangrattato, il sale e il pepe in una ciotola poco profonda.
Immergere i sottaceti nella miscela di farina/pangrattato per ricoprirli completamente.
Friggere in gruppi fino a doratura su tutti i lati, da 2 a 3 minuti in totale.
Scolare su carta assorbente e servire.

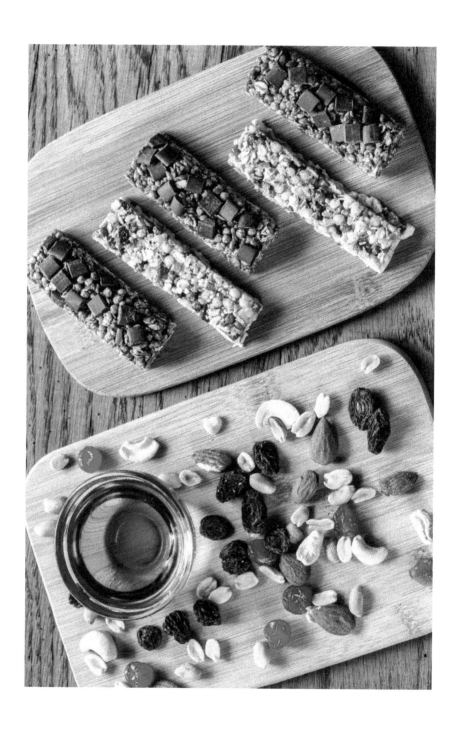

Barrette di granola con sciroppo d'acero

Tempo di preparazione: 15 minuti
Porzioni: 12
Ingredienti
3/4 di tazza di datteri tritati
2 cucchiai di semi di chia ammollati
3/4 di tazza di avena arrotolata
4 cucchiai di noci tritate come macadamia, mandorla, brasiliana... ecct,
2 cucchiai di cocco tritato
2 cucchiai di semi di zucca
2 cucchiai di semi di sesamo
2 cucchiai di semi di canapa
1/2 tazza di sciroppo d'acero (o a piacere)
1/4 di tazza di burro di arachidi
Indicazioni:
Aggiungere tutti gli ingredienti (tranne lo sciroppo d'acero e il burro d'arachidi) in un robot da cucina e dare un impulso solo fino a quando non sono combinati grossolanamente.
Aggiungere lo sciroppo d'acero e il burro d'arachidi e lavorare fino a quando tutti gli ingredienti sono ben combinati.
Mettere la carta da forno su una teglia media e stendere il composto.
Coprire con un involucro di plastica e premere per renderlo piatto.
Raffreddare la granola in frigorifero per un'ora.
Tagliare in 12 barrette e servire.
Conservare in un contenitore ermetico fino a 1 settimana.
Inoltre, potete avvolgerli individualmente in carta pergamena e tenerli nel congelatore in un grande sacchetto Ziploc.

Hummus di fagioli verdi di soia

Tempo di preparazione: 15 minuti
Porzioni: 6
Ingredienti
1 1/2 tazze di soia verde congelata
4 tazze di acqua
sale grosso a piacere
1/4 di tazza di pasta di sesamo
1/2 cucchiaino di buccia di limone grattugiata
3 cucchiai di succo di limone fresco
2 spicchi d'aglio schiacciati
1/2 cucchiaino di cumino macinato
1/4 di cucchiaino di coriandolo macinato
4 cucchiai di olio extravergine d'oliva
1 cucchiaio di foglie di prezzemolo fresco tritate
Opzioni di servizio: cetriolo affettato, sedano, olive
Indicazioni:
In una casseruola, portare a ebollizione 4 tazze di acqua con 2 o 3 pizzichi di sale grosso.
Aggiungere i fagioli di soia congelati e cuocere per 5 minuti o fino a quando sono teneri.
Sciacquare e scolare i semi di soia in un colino.
Aggiungere i fagioli di soia e tutti gli altri ingredienti in un robot da cucina.
Frullare fino a che non diventi fluido e cremoso.
Assaggiare e regolare il sale a piacere.
Servire con cetrioli affettati, sedano, olive, pane...ecc.

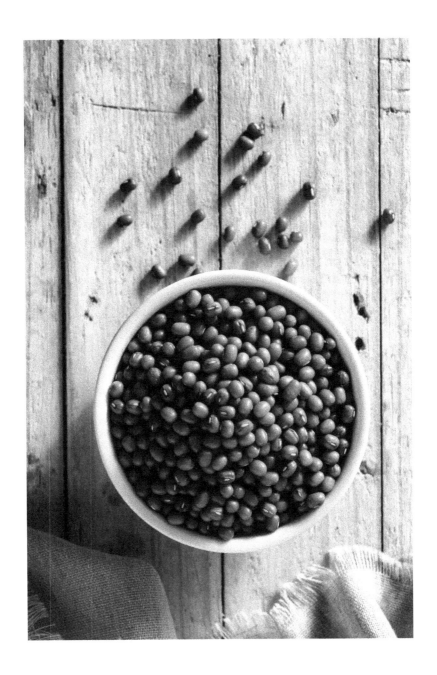

Guacamole di avocado ad alto contenuto proteico

Tempo di preparazione: 15 minuti
Porzioni: 4
Ingredienti
1/2 tazza di cipolla, tritata finemente
1 peperoncino (sbucciato e tritato finemente)
1 tazza di pomodoro, tritato finemente
Foglie di cilantro, fresco
2 avocado
2 cucchiai di olio di lino
1/2 tazza di noci macinate
1/2 limone (o lime)
Sale
Indicazioni:
Tritare la cipolla, il peperoncino, il coriandolo e il pomodoro e metterli in una grande ciotola.
Affettare l'avocado, aprirlo verticalmente e togliere il nocciolo.
Con il cucchiaio togliere la polpa dell'avocado.
Schiacciare l'avocado con una forchetta e aggiungerlo nella ciotola con il composto di cipolle.
Aggiungere tutti gli ingredienti rimanenti e mescolare bene fino a quando gli ingredienti si combinano bene.
Assaggiare e regolare il sale e il succo di limone/lime.
Conservare in frigorifero in una ciotola di vetro coperta fino a 5 giorni.

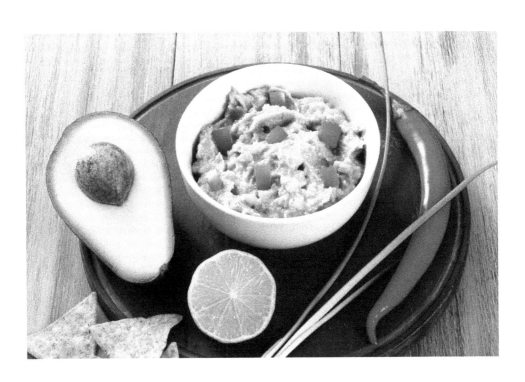

Barrette energetiche alle noci fatte in casa

Tempo di preparazione: 15 minuti
Porzioni: 4
Ingredienti
1/2 tazza di arachidi
1 tazza di mandorle
1/2 tazza di nocciola, tritata
1 tazza di cocco tritato
1 tazza di burro di mandorle
2 cucchiai di semi di sesamo tostati
1/2 tazza di olio di cocco, appena sciolto
2 cucchiai di miele biologico
1/4 di cucchiaino di cannella
Indicazioni:
Aggiungere tutte le noci in un robot da cucina e pulsare per 1-2 minuti.
Aggiungere il cocco tagliuzzato, il burro di mandorle, i semi di sesamo, l'olio di cocco fuso, la cannella e il miele; lavorare solo per un minuto.
Coprire un piatto/piatto quadrato con carta da forno e applicare la miscela di noci.
Distribuire vigorosamente il composto con una spatola.
Mettere nel congelatore per 4 ore o durante la notte.
Togliere dal congelatore e tagliare in barre rettangolari.
Pronti! Buon divertimento!

Olive marinate mediterranee

Tempo di preparazione: 10 minuti
Porzioni: 2
Ingredienti
24 olive grandi, nere, verdi, Kalamata
1/2 tazza di olio extravergine d'oliva
4 spicchi d'aglio, tagliati sottili
2 cucchiai di succo di limone fresco
2 cucchiai di semi di coriandolo, schiacciati
1/2 cucchiaino di pepe rosso schiacciato
1 cucchiaino di timo secco
1 cucchiaino di rosmarino secco, schiacciato
Sale e pepe macinato a piacere
Indicazioni:
Mettere le olive e tutti gli altri ingredienti in un grande contenitore o sacchetto e scuotere per combinare bene.
Coprire e mettere in frigo a marinare durante la notte.
Servire.
Conservare in frigorifero.

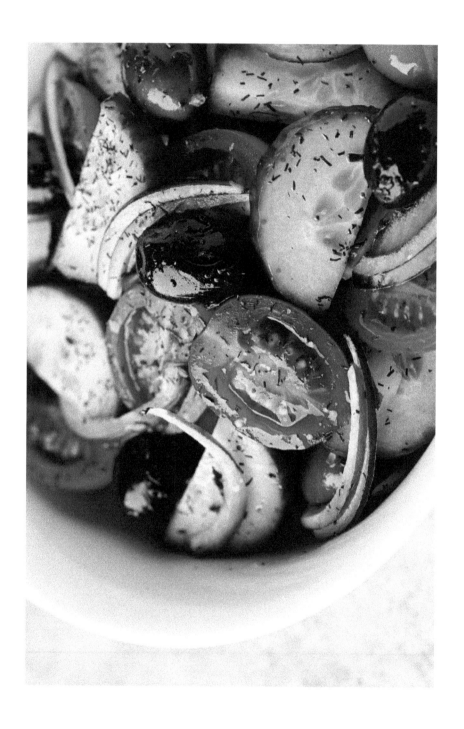

Ricette di pasta

Pasta alla crema di funghi

Porzioni: 4
Valori nutrizionali:
Calorie: 998, Grasso: 17 g, Carboidrati: 179 g, Fibra: 14 g,
Proteine: 34 g
Ingredienti:
4 cucchiai di margarina vegana, divisi
2 spicchi d'aglio, pelati, tritati
2 ½ tazze di latte di soia o latte di mandorla, non zuccherato
Succo di un limone
Pepe appena spezzato a piacere
Sale a piacere
700 g di funghi di vostra scelta, affettati
2 cucchiai di farina
2 cucchiai di prezzemolo fresco tritato + extra per guarnire
550 g di pasta cotta (linguine o fettuccine)
Fiocchi di pepe rosso a piacere (opzionale)
Indicazioni:
Mettere una padella dal fondo pesante a fuoco medio.
Aggiungere 2 cucchiai di margarina. Quando si scioglie,
aggiungere i funghi e l'aglio e soffriggere fino a quando sono
morbidi. Trasferire in una ciotola e mettere da parte.
Rimettere la padella sul fuoco. Aggiungere la margarina
rimanente. Quando si scioglie, aggiungere la farina e mescolare
costantemente per circa un minuto.
Versare il latte che si usa, sbattendo contemporaneamente.
Continuare a mescolare fino a quando non è denso.
Aggiungere i funghi, il succo di limone, il prezzemolo, il sale e il
pepe e riscaldare per 3-4 minuti. Spegnere il fuoco.
Dividere la pasta tra 4 piatti. Dividere la salsa e spargerla sulla
pasta.
Cospargere di prezzemolo e fiocchi di pepe rosso, se si usa.
Servire caldo.

Suggerimento: questa salsa può anche essere servita con bistecche di cavolfiore o tofu o con della finta carne vegana.

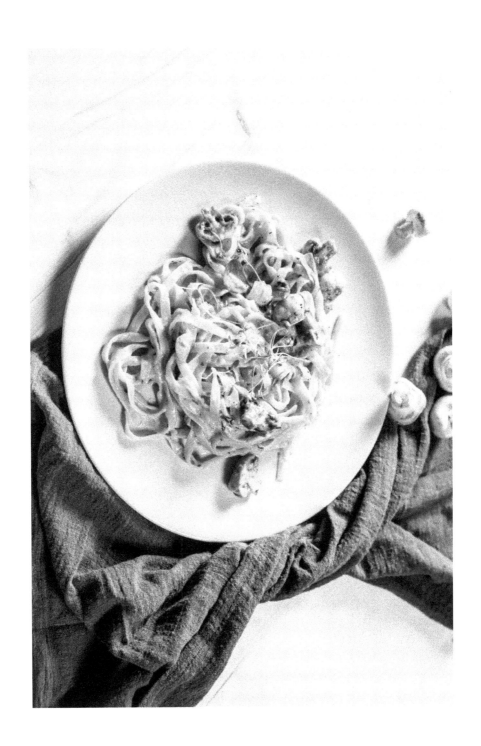

Penne con fagioli neri e verdure

Porzioni: 3

Valori nutrizionali:

Calorie: 315, Grasso: 8 g, Carboidrati: 50 g, Fibra: 7 g, Proteine: 13 g

Ingredienti:

150 g di pasta penne non cotte

½ tazza di carote affettate

¼ di tazza di peperone verde o rosso tagliato sottile

¼ di tazza di funghi freschi affettati

½ tazza di zucchine affettate

2 piccoli spicchi d'aglio, tritati

½ cipolla piccola, tagliata sottile

½ cucchiaio di basilico fresco tritato o 2 cucchiaini di basilico secco

½ cucchiaio di origano fresco tritato o 2 cucchiaini di origano secco

½ cucchiaio di timo fresco tritato o 2 cucchiaini di timo secco

½ cucchiaio di prezzemolo fresco tritato

1 cucchiaio di olio d'oliva, diviso

1/3 di tazza di pomodori tritati

½ lattina (da una lattina da 15 once) di fagioli neri, scolati

3 cucchiai di parmigiano vegano

Sale a piacere

Pepe a piacere

Indicazioni:

Seguire le istruzioni: sulla confezione e cuocere la pasta.

Nel frattempo, mettere una padella a fuoco medio. Aggiungere metà dell'olio. Quando l'olio è riscaldato, aggiungere le cipolle e soffriggere fino a quando sono traslucide.

Aggiungere il resto delle verdure, la pasta, il sale, le erbe secche e i fagioli. Mescolare bene.

Aggiungere i pomodori e mescolare bene.

Versare l'olio rimanente e mescolare bene.

Guarnire con prezzemolo e formaggio vegano e servire.

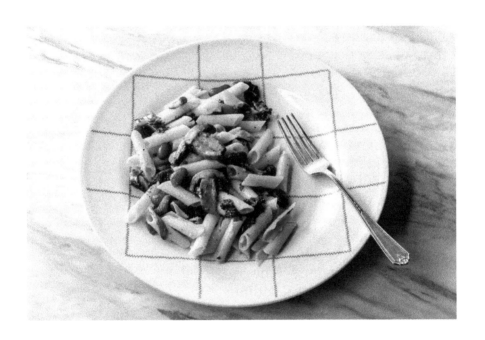

Penne al Tofu

Porzioni: 10
Valori nutrizionali:
Calorie: 459, Grasso: 13 g, Carboidrati: 70 g, Fibra: NA g,
Proteine: 18 g
Ingredienti:
Per il tofu:
4 blocchi quadrati di tofu da 200 g scolati, pressati dall'umidità
in eccesso, sbriciolati in piccoli pezzi
2 cucchiaini di cumino macinato
2 cucchiaini di aglio in polvere
3 cucchiai di olio
1 tazza di salsa di soia
½ cucchiaino di pepe
3 cucchiaini di peperoncino in polvere
Per la pasta:
2 cucchiai di olio di canola
6 spicchi d'aglio, schiacciati
8 cucchiaini di paprika o a piacere
8 cucchiaini di aglio in polvere
8 cucchiaini di aglio in polvere
Pepe di Caienna a piacere
1 tazza di acqua
12 tazze di brodo vegetale
10 tazze di pasta penne secche
2 cipolle grandi, tagliate a dadini
8 cucchiaini di origano secco
8 cucchiaini di prezzemolo secco
2 cucchiaini di sale o a piacere
½ tazza di lievito alimentare
6 tazze di latte vegetale di vostra scelta, non zuccherato
2 lattine di salsa di pomodoro
3 tazze di piselli congelati
Per guarnire: Opzionale
Parmigiano vegano
Fiocchi di pepe rosso
Prezzemolo fresco tritato
Indicazioni:

Aggiungere la salsa di soia, il pepe, il cumino, il peperoncino in polvere, l'olio e l'aglio in polvere in una ciotola di medie dimensioni. Frullare fino a quando non sono ben combinati.

Aggiungere il tofu. Lasciate che il tofu sia ben ricoperto dalla miscela.

Foderare una grande teglia da forno con carta da forno. Trasferire il tofu sulla teglia. Spargetelo uniformemente.

Cuocere in un forno preriscaldato a 200 gradi per 35-45 minuti o fino a quando non si rassoda. La consistenza sarà simile a quella della carne. Mescolare un paio di volte durante la cottura. Togliere dal forno e mettere da parte per raffreddare.

Nel frattempo, mettere un grande forno olandese a fuoco medio. Aggiungere l'olio. Quando l'olio è riscaldato, aggiungere le cipolle e soffriggere fino a quando sono traslucide.

Aggiungere l'aglio e cuocere fino a quando è aromatico.

Aggiungere le spezie, le erbe, il sale, il lievito nutrizionale, il brodo, il latte e la salsa di pomodoro e mescolare bene.

Quando comincia a bollire, aggiungere le penne e cuocere al dente. Mescolare spesso.

Spegnere il fuoco. Aggiungere i piselli e il tofu e mescolare. Lasciare riposare per 10 minuti.

Guarnire con le guarnizioni suggerite e servire.

Linguine con guacamole

Porzioni: 4
Valori nutrizionali:
Calorie: 450, Grasso: 20 g, Carboidrati: 49 g, Fibra: 13 g,
Proteine: 11 g
Ingredienti:
230 g di linguine integrali
2 avocado, sbucciati, snocciolati e schiacciati
½ tazza di coriandolo fresco tritato
2 piccoli peperoncini rossi, privati dei semi e tritati finemente
Succo di 2 lime
Scorza di 2 lime, grattugiata
4 grandi pomodori maturi, tritati finemente
2 cipolle rosse, tritate finemente
Sale a piacere
Indicazioni:
Seguire le indicazioni sulla confezione e cuocere la pasta.
Nel frattempo, aggiungere il resto degli ingredienti in una
grande ciotola e mescolare.
Aggiungere la pasta e mescolare bene.
Servire caldo o a temperatura ambiente. Ha anche un ottimo
sapore quando è raffreddato. Personalmente, lo preferisco
freddo.

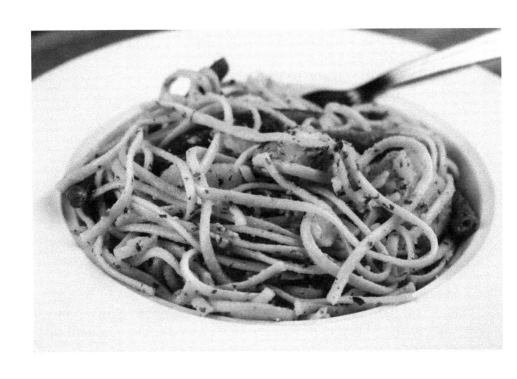

Ricette di dessert

Barrette di pane alla banana e noci

Tempo di preparazione:5minuti
Tempo di cottura: 30 minuti
Porzioni: 9 barrette

Ingredienti

Spray da cucina antiaderente (opzionale)
2 grandi banane mature
1 cucchiaio di sciroppo d'acero
½ cucchiaino di estratto di vaniglia
2 tazze di avena fiocchi
½ cucchiaino di sale
¼ di tazza di noci tritate

Indicazioni:

Preriscaldare il forno a 180 gradi. Rivestire leggermente una teglia da 20x20 cm con spray da cucina antiaderente (se si usa) o allineare con carta forno per una cottura senza olio.

In una ciotola media, schiacciare le banane con una forchetta. Aggiungere lo sciroppo d'acero e l'estratto di vaniglia e mescolare bene. Aggiungere l'avena, il sale e le noci, mescolando bene.

Trasferire la pastella nella teglia e cuocere per 25-30 minuti, fino a quando la parte superiore è croccante. Raffreddare completamente prima di tagliare in 9 barrette. Trasferire in un contenitore ermetico o in un grande sacchetto di plastica.

Valori nutrizionali:

(1 barretta): calorie: 73; grassi: 1g; proteine: 2g; carboidrati: 15g; fibra: 2g; zucchero: 5g; sodio: 129mg

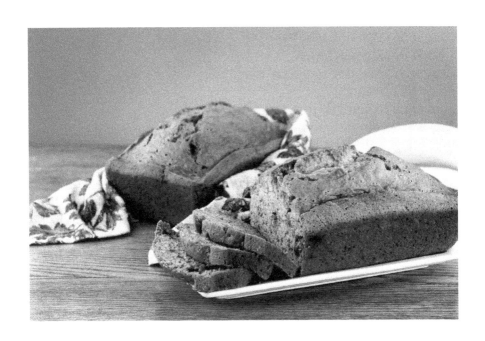

Involtini di cocco e cilantro al limone

Tempo di preparazione: 30 minuti - tempo di raffreddamento: 30 minuti
Porzioni: 16 pezzi

Ingredienti
½ tazza di coriandolo fresco, tritato
1 tazza di germogli (trifoglio, erba medica)
1 spicchio d'aglio, pressato
2 cucchiai di noci brasiliane o mandorle macinate
2 cucchiai di cocco a scaglie
1 cucchiaio di olio di cocco
Pizzico di pepe di Caienna
Pizzico di sale marino
Pizzico di pepe nero appena macinato
Succo di 1 limone
2 cucchiai di semi di lino macinati
Da 1 a 2 cucchiai di acqua
2 involucri integrali, o involucri di mais

Indicazioni:
Mettete tutto tranne gli involucri in un robot da cucina e passate al polso per combinare. Oppure combinare gli ingredienti in una grande ciotola. Aggiungere l'acqua, se necessario, per aiutare il mix ad unirsi.

Distribuite il composto su ogni involucro, arrotolatelo e mettetelo in frigo per 30 minuti a riposare.

Togliere i rotoli dal frigo e tagliarli in 8 pezzi per servirli come antipasto o come contorno a una zuppa o a uno stufato.

Ottieni il miglior sapore comprando noci brasiliane o mandorle intere e crude, tostandole leggermente in una padella asciutta o in un forno tostapane, e poi macinandole in un macinino da caffè.

Nutrizione (1 pezzo) calorie: 66; grassi totali: 4g; carboidrati: 6g; fibre: 1g; proteine: 2g

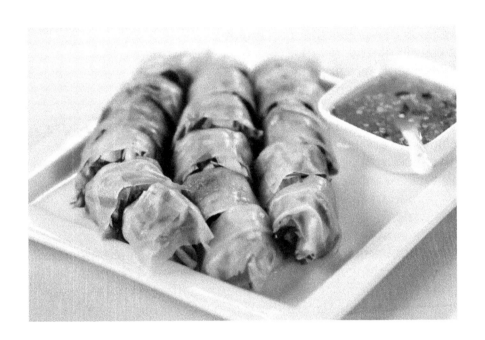

Bocconcini di Tempeh Taco

Tempo di preparazione: 5 minuti
Tempo di cottura: 45 minuti
Porzioni: 3 dozzine
Ingredienti
230 g di tempeh
3 cucchiai di salsa di soia
2 cucchiaini di cumino macinato
1 cucchiaino di peperoncino in polvere
1 cucchiaino di origano secco
1 cucchiaio di olio d'oliva
½ tazza di cipolla tritata finemente
2 spicchi d'aglio, tritati
Sale e pepe nero appena macinato
2 cucchiai di concentrato di pomodoro
1 peperoncino, tritato finemente
¼ tazza di acqua calda o brodo vegetale, fatto in casa o comprato in negozio, più altro se necessario
36 coppette di pasta fillo, scongelate
½ tazza di guacamole base, fatto in casa o comprato in negozio
18 pomodori ciliegia maturi, dimezzati
Indicazioni
In una pentola media di acqua bollente, cuocere il tempeh per 30 minuti. Scolare bene, poi tritare finemente e metterlo in una ciotola. Aggiungere la salsa di soia, il cumino, il peperoncino in polvere e l'origano. Mescolare bene e mettere da parte.
In una padella media, scaldare l'olio a fuoco medio. Aggiungere la cipolla, coprire e cuocere per 5 minuti. Mescolare l'aglio, poi aggiungere il composto di tempeh e cuocere, mescolando, per 2 o 3 minuti. Condire con sale e pepe a piacere. Mettere da parte.
In una piccola ciotola, combinare il concentrato di pomodoro, il peperoncino e l'acqua calda o il brodo. Riportare il tempeh sul fuoco e mescolare la miscela di pomodoro e peperoncino e cuocere per 10-15 minuti, mescolando di tanto in tanto, fino a quando il liquido viene assorbito.

Il composto dovrebbe essere abbastanza asciutto, ma se comincia ad attaccarsi alla padella, aggiungere un po' più di acqua calda, 1 cucchiaio alla volta. Assaggiare, regolando i condimenti se necessario. Togliere dal fuoco.

Per assemblare, riempire le tazze di phyllo fino in cima con il ripieno di tempeh, usando circa 2 cucchiaini di ripieno in ciascuna. Aggiungere una cucchiaiata di guacamole e mezzo pomodoro ciliegia e servire.

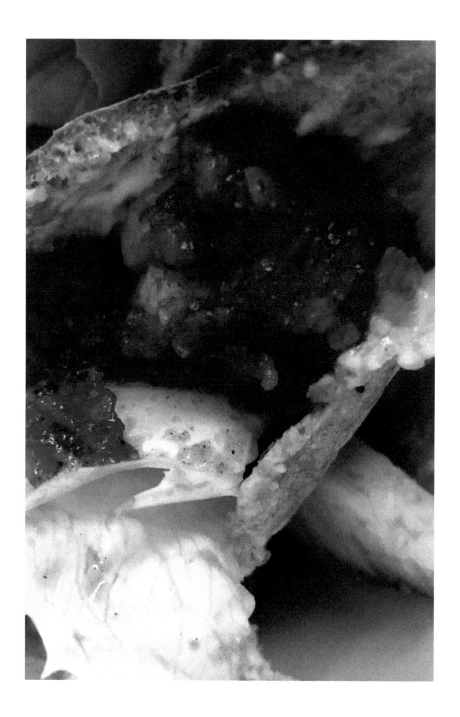

Pomodori ciliegia ripieni

Tempo di preparazione:15minuti
Tempo di cottura:0minuti
Porzioni: 6
Ingredienti
1,2 kg di pomodori ciliegia, tolte le cime e tolto il centro
2 avocado, schiacciati
Succo di 1 limone
½ peperone rosso, tritato
4 cipolle verdi (parti bianche e verdi), tritate finemente
1 cucchiaio di dragoncello fresco tritato
Pizzico di sale marino
Indicazioni:
Posizionare i pomodori ciliegia con il lato aperto verso l'alto su
un piatto da portata.
In una piccola ciotola, combinare l'avocado, il succo di limone,
il peperone, lo scalogno, il dragoncello e il sale.
Mescolare fino a quando non è ben combinato. Distribuire nei
pomodori ciliegia e servire immediatamente.

Toast al peperone rosso ed anacardi

Tempo di preparazione: 15 minuti
Tempo di cottura: 0 minuti
Porzioni: 16 a 24 toast
Ingredienti
2 peperoni rossi arrostiti in barattolo
1 tazza di anacardi non salati
1/4 di tazza d'acqua
1 cucchiaio di salsa di soia
2 cucchiai di cipolle verdi tritate
1/4 tazza di lievito alimentare
2 cucchiai di aceto balsamico
2 cucchiai di olio d'oliva
Indicazioni
Usare dei taglierini per tartine o per biscotti per tagliare il pane nelle forme desiderate di circa 5 cm di larghezza. Se non avete un cutter, usate un coltello per tagliare il pane in quadrati, triangoli o rettangoli. Dovreste ottenere da 2 a 4 pezzi da ogni fetta di pane. Tostare il pane e mettere da parte per raffreddare. Tagliare grossolanamente 1 peperone rosso e mettere da parte. Tagliare il peperone rimanente in strisce sottili o in forme decorative e mettere da parte per guarnire.

In un frullatore o in un robot da cucina, macinare gli anacardi fino ad ottenere una polvere fine. Aggiungete l'acqua e la salsa di soia e lavorate fino ad ottenere un composto omogeneo. Aggiungere il peperone rosso tritato e frullare. Aggiungere le cipolle verdi, il lievito nutrizionale, l'aceto e l'olio e lavorare fino ad ottenere un composto omogeneo e ben amalgamato.

Distribuire un cucchiaio di miscela di peperoni su ciascuno dei pezzi di pane tostato e decorare con le strisce di peperone riservate. Disporre su un piatto o vassoio e servire.

Patatine al forno

Tempo di preparazione:10minuti
Tempo di cottura: 30 minuti
Porzioni: 4

Ingredienti

1 grande patata rugginosa
1 cucchiaino di paprika
½ cucchiaino di sale all'aglio
¼ di cucchiaino di zucchero vegano
¼ di cucchiaino di cipolla in polvere
¼ di cucchiaino di polvere di peperoncino
⅛ Cucchiaio di sale
⅛ Cucchiaio di senape macinata
⅛ Cucchiaio da tè di pepe di Caienna macinato
1 cucchiaino di olio di oliva extravergine

Indicazioni:

Lavare e sbucciare la patata. Tagliare a fette sottili, da 1/10 di pollice (un'affettatrice mandolina o la lama dell'affettatrice in un robot da cucina è utile per fette di dimensioni coerenti).

Riempire una grande ciotola con abbastanza acqua molto fredda da coprire la patata. Trasferire le fette di patate nella ciotola e lasciarle in ammollo per 20 minuti.

Preriscaldare il forno a 200 gradi. Foderare una teglia con carta da forno.

In una piccola ciotola, combinare la paprika, il sale d'aglio, lo zucchero, la polvere di cipolla, la polvere di peperoncino, il sale, la senape e il cayenna.

Scolare e sciacquare le fette di patate e asciugarle con un tovagliolo di carta.

Trasferire in una grande ciotola.

Aggiungere l'olio di oliva extravergine e la miscela di spezie nella ciotola. Mescolare per ricoprire.

Trasferire le patate sulla teglia preparata.

Cuocere per 15 minuti. Capovolgere le patatine e cuocere per altri 15 minuti, fino a doratura. Trasferire le patatine in 4 contenitori per la conservazione o in grandi barattoli di vetro.

Lasciate raffreddare prima di chiudere bene i coperchi.

Valori nutrizionali:
: 89; grassi: 1g; proteine: 2g; carboidrati: 18g; fibra: 2g;
zucchero: 1g; sodio: 65mg

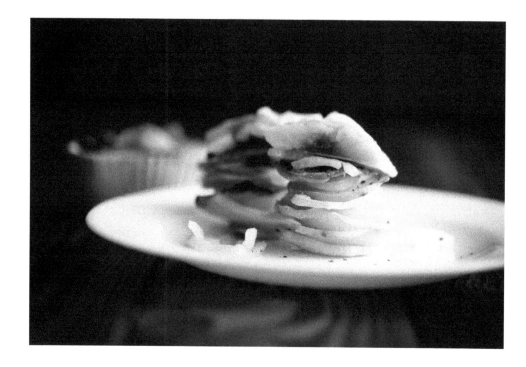

Funghi ripieni di spinaci e noci

Tempo di preparazione: 10 minuti
Tempo di cottura: 6 minuti
Porzioni: 4 a 6 porzioni

Ingredienti

2 cucchiai di olio d'oliva
250 g di funghi bianchi, leggermente sciacquati, asciugati e con i gambi riservati
1 spicchio d'aglio, tritato
1 tazza di spinaci cotti
1 tazza di noci tritate finemente
½ tazza di pangrattato secco non stagionato
Sale e pepe nero appena macinato

Indicazioni

Preriscaldare il forno a 200 gradi. Oliate leggermente una grande teglia e mettetela da parte. In una grande padella, scaldare l'olio a fuoco medio. Aggiungere i cappucci dei funghi e cuocere per 2 minuti per ammorbidirli leggermente. Togliere dalla padella e mettere da parte.

Tritare i gambi dei funghi e aggiungerli alla stessa padella. Aggiungere l'aglio e cuocere a fuoco medio fino a quando si ammorbidisce, circa 2 minuti. Aggiungere gli spinaci, le noci, la mollica di pane, il sale e il pepe a piacere. Cuocere per 2 minuti, mescolando bene per combinare.

Riempire i tappi di funghi riservati con il composto di ripieno e disporli nella teglia. Cuocere fino a quando i funghi sono teneri e il ripieno è caldo, circa 10 minuti. Servire caldo.

Salsa Fresca

Tempo di preparazione:15minuti
Tempo di cottura:0minuti
Porzioni: 4

Ingredienti

3 grandi pomodori heirloom o altri pomodori freschi, tritati
½ cipolla rossa, tritata finemente
½ mazzo di coriandolo, tritato
2 spicchi d'aglio, tritati
1 peperoncino, tritato
Succo di 1 lime, o 1 cucchiaio di succo di lime preparato
¼ di tazza di olio d'oliva
Sale marino
Tortilla chips integrali, per servire

Indicazioni:

In una piccola ciotola, combinare i pomodori, la cipolla, il coriandolo, l'aglio, il peperoncino, il succo di lime e l'olio d'oliva e mescolare bene. Lasciare riposare a temperatura ambiente per 15 minuti. Salare.

Servire con tortilla chips.

La salsa può essere conservata in un contenitore ermetico in frigorifero fino a 1 settimana.

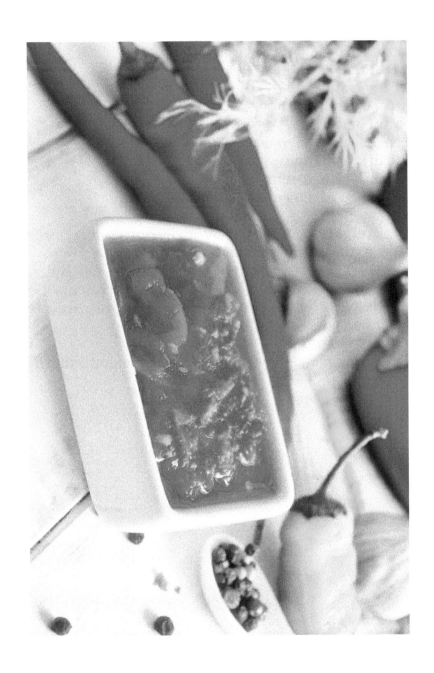

Guacamole

Tempo di preparazione:10minuti
Tempo di cottura:0minuti
Porzioni: 2

Ingredienti

2 avocado maturi
2 spicchi d'aglio, schiacciati
succo di 1 lime
1 cucchiaino di cumino macinato
Pizzico di sale marino
Pizzico di pepe nero appena macinato
Pizzico di pepe di Caienna (opzionale)
Indicazioni:

Schiacciare gli avocado in una grande ciotola. Aggiungere il resto degli ingredienti e mescolare per combinare.

Provate ad aggiungere pomodori a cubetti (i ciliegini sono divini), scalogno tritato o erba cipollina, coriandolo fresco tritato o basilico, limone piuttosto che lime, paprika, o qualsiasi cosa pensiate possa avere un buon sapore!

Valori nutrizionali:

(1 tazza) calorie: 258; grassi totali: 22g; carboidrati: 18g; fibre: 11g; proteine: 4g

Involtini di lattuga asiatici

Tempo di preparazione:15minuti
Tempo di cottura: 5 minuti
Porzioni: 4
Ingredienti
60 g di spaghetti di riso
2 cucchiai di basilico thai tritato
2 cucchiai di coriandolo tritato
1 spicchio d'aglio, tritato
1 cucchiaio di zenzero fresco tritato
Succo di ½ lime, o 2 cucchiaini di succo di lime preparato
2 cucchiai di salsa di soia
1 cetriolo, tagliato a julienne
2 carote, pelate e tagliate a julienne
8 foglie di lattuga da burro
Indicazioni:
Cuocere gli spaghetti di riso secondo le istruzioni della confezione.

In una piccola ciotola, sbattete insieme il basilico, il coriandolo, l'aglio, lo zenzero, il succo di lime e la salsa di soia. Mescolare con i noodles cotti, il cetriolo e le carote.

Dividere il composto in modo uniforme tra le foglie di lattuga e arrotolare.

Fissare con uno stuzzicadenti e servire immediatamente.

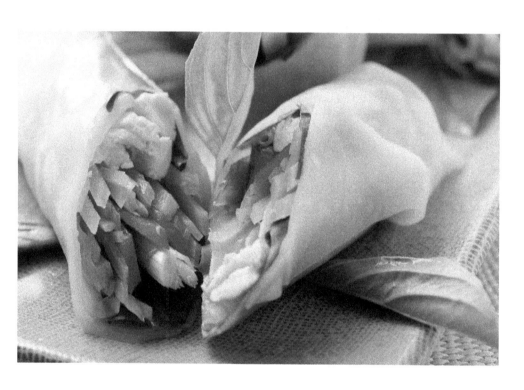

Conclusione

Man mano che si diventa più consapevoli dei benefici nutrizionali del proprio cibo, si noterà anche che conta la qualità e non la quantità consumata quotidianamente. Possiamo imparare a prendere decisioni più eco-consapevoli sulla provenienza del nostro cibo, su come la sua produzione influisce sul nostro ambiente e sul consumo, su quando e dove comprare prodotti locali, ridurre i nostri rifiuti ed imparare come possiamo localizzare la nostra produzione e il nostro raccolto, proprio nelle nostre case.

A lungo termine, possiamo anche scegliere di risparmiare denaro dall'acquisto di carne e latticini che generalmente hanno una durata di conservazione più breve rispetto ai prodotti a base di piante e spesso hanno bisogno di essere riforniti. Possiamo essere consapevoli dei conservanti nocivi e delle sostanze chimiche che abbiamo messo nel nostro corpo.

Mentre ci muoviamo per diventare più socialmente responsabili per il nostro consumo di cibo, possiamo avere un maggiore potere d'acquisto per sostenere i produttori locali che riducono il loro spreco ecologico e la loro impronta digitale. Possiamo anche scegliere di pagare per sostenere i lavoratori del commercio equo e solidale lungo la linea di produzione dei nostri beni importati preferiti, scegliere i prodotti solo nella stagione per ridurre la nostra assunzione di prodotti geneticamente modificati e pesticidi, e acquistare solo quanto basta per essere consumato secondo la durata naturale di conservazione e il ciclo dei nostri prodotti.

Inoltre, iniziando a consumare più piante, inizierai anche a realizzare i benefici naturali dei suoi derivati che hanno proprietà antibatteriche e antisettiche, nei detergenti per la casa, nei contenitori, nei prodotti per la cura della pelle ed altro ancora!

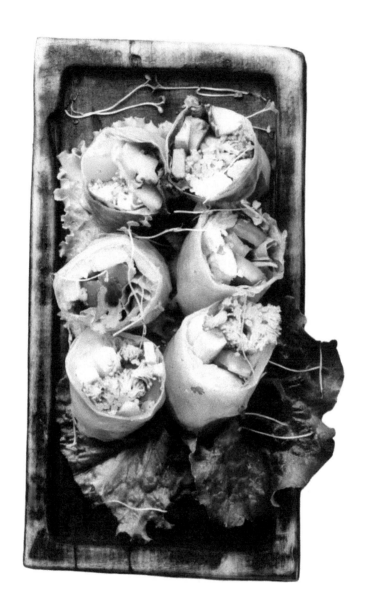

Lightning Source UK Ltd.
Milton Keynes UK
UKHW020848040621
384922UK00005B/64